Tinnitus-Hilfe

L. u. J. HOSTETTLER
Mattenweg 22 B
2557 STUDEN

Bernhard Kellerhals · Regula Zogg

Tinnitus-Hilfe

Ein Arbeitsbuch für Patienten und ihre ärztlichen und nichtärztlichen Helfer

9 Abbildungen und 3 Tabellen, 1996

KARGER Basel · Freiburg · Paris · London · New York · New Delhi · Bangkok · Singapore · Tokyo · Sydney

Die Deutsche Bibliothek – CIP-Einheitsaufnahme

Kellerhals, Bernhard:
Tinnitus-Hilfe : ein Arbeitsbuch für Patienten und ihre
ärztlichen und nichtärztlichen Helfer; 3 Tabellen / Bernhard
Kellerhals ; Regula Zogg. – Basel ; Freiburg [Breisgau] ; Paris ;
London ; New York ; New Delhi ; Bangkok ; Singapore ;
Tokyo ; Sydney : Karger, 1996
ISBN 3-8055-6291-8
NE: Zogg, Regula:

Dosierungsangaben von Medikamenten
Autoren und Verlag haben alle Anstrengungen unternommen, um sicherzustellen, daß Auswahl
und Dosierungsangaben von Medikamenten im vorliegenden Text mit den aktuellen Vorschriften
und der Praxis übereinstimmen. Trotzdem muß der Leser im Hinblick auf den Stand der
Forschung, Änderungen staatlicher Gesetzgebungen und den ununterbrochenen Fluß neuer
Forschungsergebnisse bezüglich Medikamentenwirkung und Nebenwirkungen darauf aufmerksam
gemacht werden, daß unbedingt bei jedem Medikament der Packungsprospekt konsultiert werden
muß, um mögliche Änderungen im Hinblick auf Indikation und Dosis nicht zu übersehen. Gleiches
gilt für spezielle Warnungen und Vorsichtsmaßnahmen. Ganz besonders gilt dieser Hinweis für
empfohlene neue und/oder nur selten gebrauchte Wirkstoffe.

Alle Rechte vorbehalten
Ohne schriftliche Genehmigung des Verlags dürfen diese Publikation oder Teile daraus nicht in
andere Sprachen übersetzt oder in irgendeiner Form mit mechanischen oder elektronischen Mitteln
(einschließlich Fotokopie, Tonaufnahme und Mikrokopie) reproduziert oder auf einem Datenträger
oder einem Computersystem gespeichert werden.

© Copyright 1996 by S. Karger GmbH, Postfach, D-79095 Freiburg, und
S. Karger AG, Postfach, CH-4009 Basel
Printed in Germany on acid-free paper by Druckhaus «Thomas Müntzer» GmbH, Postfach,
D-99941 Bad Langensalza
ISBN 3-8055-6291-8

Inhalt

Vorwort IX

Rehabilitation statt Therapie IX
Wie sollen Sie das Buch benutzen? X

Grundlagen zum Verständnis des Tinnitus 1

Es pfeift in meinem Ohr: Was ist Tinnitus? Gibt es Hilfe? 1
Aufbau und Funktion des Ohrs 3
Informationstheorie des Hörens:
   Von der Schallwelle zum Verstehen 3
Die zentrale Verarbeitung der akustischen Information:
   Hören und Wahrnehmen 6
Unsere Sinnesorgane arbeiten dauernd: Die Datenflut ... 8
Das akustische Kurzzeitgedächtnis 10
Zivilisation und Streß 11
Tinnitus-Theorien: Wie entsteht Tinnitus? 11
Welches sind die medizinischen Ursachen von Tinnitus? 12
   Die Ursachen von Körpergeräuschen (objektiver Tinnitus) 13
   Die Ursachen des subjektiven Tinnitus 15

Ich habe Tinnitus: Was ist zu tun? 17

Abklärung 18
   Befragung 18
   Untersuchung 18
   Audiologische Tests und Tinnitusmessung (Tinnitometrie) 19

Aufklärung 21
Beratung und Behandlungsplan 22
Begleitung 23

Die Auswirkungen von Tinnitus 24

Tinnitus kommt selten allein: Nebenprobleme des Tinnitus 26
    Schwerhörigkeit 26
    Lärmempfindlichkeit 27
    Schwindel 29
    Störungen des Bewegungsapparates 30
    Depression 31
Die Frage nach dem Sinn:
    Ist Tinnitus eine psychosomatische Krankheit? 31
Prognose: Die Angst vor der Verschlimmerung 34
Versicherungsrechtliche Fragen 35

Die moderne Tinnitus-Theorie
als Grundlage einer Tinnitus-Bewältigung 37

Die Arbeitsweise des Gehirns: Hardware und Software 37
Die moderne Tinnitus-Theorie 39
Was kann ich mit der neuen Tinnitus-Theorie anfangen? 41

Therapie 43

Grundsätzliches zur Tinnitus-Therapie:
    Passive und aktive Methoden 43
Theoretische Vorbemerkungen zur Bewertung von Tinnitus-Therapien:
    Warum so viele divergierende Meinungen? 44
Die Meßbarkeit des Therapieerfolgs bei Tinnitus 45
Zusammenfassung und Ausblick 46

Früh- und Spätbehandlung von Tinnitus 47
Bei Tinnitus häufig verwendete Medikamente 48
Nichtmedikamentöse Tinnitus-Behandlungen 50
Maskierungsmethoden 51
Von Naturheilern und anderen Therapeuten angebotene Therapien ... 52

Das moderne Rehabilitationsprogramm bei Tinnitus 54

Grundlagen des modernen Rehabilitationsprogramms 54
   Die drei Säulen eines modernen Rehabilitationsprogramms 55
   Maßnahmen bei abnormer Lärmempfindlichkeit 56
   Einsatz von Geräuschgeneratoren 59
   Umprogrammieren durch Hörgeräte 62
   Die zweite und dritte Säule: Ihr Beitrag 63
   Die kognitive Säule 63
   Die Therapien der dritten Säule 64
Wie sieht ein solches Rehabilitationsprogramm praktisch aus? 64
Zusatzmethoden 66
   Warum psychologische Begleitung? 66
   Warum ganzheitliche Körpertherapie? 68
   Grundsätzliche Richtlinien zur Therapie- und Therapeutenwahl .. 70
   Warum Selbsthilfegruppen? 72

Anhang 74

Einfacher medizinischer Tinnitus-Fragebogen 74
Häufige Fragen von Tinnitus-Betroffenen 75
Check-Liste für Tinnitus-Betroffene 77
Glossar 78
Wichtige Adressen 85
Dank 86
Die Autoren 87

Vorwort

Rehabilitation statt Therapie

Wer unter Tinnitus leidet, braucht Hilfe. Leider ist die Medizin in den meisten Fällen nicht in der Lage, das Leiden zum Verschwinden zu bringen. Der Betroffene fühlt sich allein gelassen, er bleibt verunsichert und beginnt, mit seinem unverständlichen Schicksal zu hadern. Eine Vielzahl von Patienten-Ratgebern wurde geschrieben, um dem Tinnitus-Betroffenen in dieser mißlichen Lage Orientierung, Trost und Anleitung zur Selbsthilfe zu geben. Der vorliegende Ratgeber unterscheidet sich grundsätzlich von diesen anderen Büchern durch seine neuen Ansätze. Sie sind wissenschaftlich fundiert und zeigen, wie in Teamarbeit zwischen dem Tinnitus-Betroffenen, den Ärzten, Therapeuten und Audiologen ein klarer und aussichtsreicher Weg beschritten werden kann.

Anstelle von *Tinnitus-Therapien* mit ihren enttäuschenden Resultaten führt dieser Weg der Zusammenarbeit zu einem *Rehabilitationsprogramm*.

Der Unterschied mag für die Betroffenen auf den ersten Blick unerheblich sein. Er ist es aber nicht, stehen doch hinter den beiden Begriffen grundsätzlich verschiedene Auffassungen: Wer bei Tinnitus Therapieversuche befürwortet, betrachtet ihn als eine mehr oder weniger isolierte Störung oder Krankheit, die man bekämpfen sollte. Führt die Therapie nicht zu seinem Verschwinden, bleibt nur die Resignation oder der Wechsel zu weiteren Therapieversuchen. Bietet man aber Betroffenen ein Rehabilitationsprogramm an, so versteht man den Tinnitus als eine mehrschichtige Beeinträchtigung. Das Ziel ist weniger die direkte Auslöschung des Tinnitus als die Behebung seiner körperlichen, psychischen und sozialen Auswirkungen. Die Erfahrung zeigt, daß seine Auswirkungen für die Betroffenen im Grunde schwerer wiegen als der Tinnitus selbst.

Ein Rehabilitationsprogramm entlastet den Betroffenen davon, allein mit seinem quälenden Problem zurechtzukommen und so überfordert zu werden. Es erspart ihm auch, aus dem unübersehbaren Angebot von mehr oder weniger fundierten Therapien, deren Erfolgschance von vornherein minimal bleiben muß, eine Wahl zu treffen.

Weil das Rehabilitationsprogramm eine Teamarbeit zwischen dem Betroffenen und seinen ärztlichen und nichtärztlichen Begleitern voraussetzt, ist dieser Ratgeber nicht nur für die Tinnitus-Betroffenen geschrieben worden, sondern ebenso für Hausärzte, Ohrenärzte, Psychologen, Audiologen, Hörgeräte-Akustiker und Leiter und Leiterinnen von Selbsthilfegruppen, die sich an dieser Teamarbeit beteiligen möchten. Betroffene und ihre ärztlichen und nichtärztlichen Begleiter erhalten mit diesem Buch eine gemeinsame schriftliche Anleitung. Der Tinnitus-Betroffene kann sich so mündig mit seinen Helfern verständigen. Auch mit diesem Konzept eines gleichermaßen für Ärzte wie für Patienten brauchbaren Arbeitsbuches beschreiten die Autoren neue Wege.

Wie sollen Sie das Buch benutzen?

Als Arbeitsbuch benötigt der Ratgeber eine kurze Anleitung, wie Sie am besten davon Gebrauch machen können. Ein Arbeitsbuch liest man nicht flüssig von der ersten bis zur letzten Seite durch. Trotzdem möchten wir Ihnen nicht empfehlen, im Durchblättern aufs Geratewohl und ohne Plan nach den für Sie am wertvollsten scheinenden Rosinen zu suchen. Wir haben versucht, die notwendige Theorie, praktische Hinweise und Anregungen zur Arbeit an sich selbst so in kleine Einheiten zu verteilen und zu mischen, daß Sie das Buch ohne Überforderung und ohne Ermüdung kapitelweise durcharbeiten können. Die immer wieder eingestreuten Zusammenfassungen erleichtern es Ihnen, der schrittweisen Weiterführung der Gedankengänge zu folgen.

Im Anhang des Buches finden Sie ein Glossar, das Ihnen unbekannte Fachausdrücke erklärt. Der Anhang enthält auch eine Check-Liste für Tinnitus-Betroffene. Diese Check-Liste können Sie zur Selbstkontrolle parallel zum Durcharbeiten des Buches benutzen.

Das Buch kann Ihnen die Grundlagen eines Rehabilitationsprogramms erklären und Ihnen wertvolle Anregungen geben. Es kann aber ein Rehabilitationsprogramm nicht *ersetzen*. Bringen Sie das Buch Ihrem Haus- oder Ohrenarzt und bitten Sie ihn, es mit Ihnen zusammen als Grundlage einer gemeisamen Teamarbeit zu verwenden!

Grundlagen zum Verständnis des Tinnitus

Es pfeift in meinem Ohr: Was ist Tinnitus? Gibt es Hilfe?

Tinnitus ist ein medizinischer Fachausdruck (von lateinisch «tinnire» = klingen) und umfaßt alle Arten von *Ohr- und Kopfgeräuschen*, die nicht durch von außen auftreffende Schallwellen erklärt werden können. Früher hatte man die Kopfgeräusche nicht zu den eigentlichen Tinnitus-Formen gerechnet. Heute jedoch weiß man, daß diese Unterscheidung nicht berechtigt ist.

Nur wenige Arten von Tinnitus können mit geeigneten Mitteln von außen mitgehört werden. Man hat sie als *Körpergeräusche* (auch *objektiver Tinnitus* genannt) von den viel häufigeren, nicht mithörbaren Formen *(subjektiver Tinnitus)* abgegrenzt.

Tinnitus ist eine Funktionsstörung und keine Krankheit im eigentlichen Sinn, aber er kann krank machen. Er ist sogar eine zweifache Funktionsstörung: Einerseits ist er eine Störung im Hörsystem vom Ohr bis zu den Hörbahnen und -zentren im Gehirn, anderseits stört er als dauernder Begleiter auch die Lebensqualität seines Trägers. Medizinisch gesehen meistens harmlos, können Ohrgeräusche sehr quälende Auswirkungen haben. Manche Betroffene finden ihr Leben nicht mehr lebenswert.

Alle an Tinnitus Leidenden wären ihre Geräusche gerne los, aber die Mehrzahl kann mit ihnen leben – oder hat dies nach einer anfänglichen Krise gelernt. Das sollte auch jenen Hoffnung geben, die ihre Ohrgeräusche nicht ertragen können und keinen Ausweg sehen.

Der Leidensdruck ist also sehr unterschiedlich. Dementsprechend brauchen nicht alle Betroffenen gleich viel Hilfe. Das Buch möchte für alle – die leicht wie die schwer Leidenden – Wege zur Hilfe aufzeigen.

Tinnitus ist eine *häufige* Störung. Umfangreiche Befragungen in verschiedenen Ländern haben gezeigt, daß fast jeder fünfte Erwachsene Ohrgeräusche verspürt, etwa jeder fünfzehnte deswegen ärztliche Hilfe sucht und jeder zwanzigste schwer beeinträchtigt ist. 1–2%, etwa gleich viele wie Diabetiker, machen jene Tinnitus-Betroffenen aus, die dekompensieren, d. h. wegen ihrer Ohrgeräusche kein uneingeschränkt normales Leben mehr führen können.

In den meisten Fällen ist Tinnitus nicht von außen mithörbar. Man ist also auf die Beschreibung des Betroffenen angewiesen, was oft Mühe bereitet – Tinnitus ist schlecht in Worte zu fassen. Schon die Angabe der Lokalisation (im ganzen Kopf, im linken oder rechten Ohr?) ist schwierig.

Versuchen Sie trotzdem, sich über den Ort, wo Ihr Geräusch oder Ihre Geräusche auftreten, möglichst klar zu werden. Sie werden auch Mühe haben, Ihren Tinnitus genau zu beschreiben. Ist es ein reiner Ton oder ein Geräusch? Aus Ihrer Beschreibung, mag sie auch hilflos erscheinen, können sich wichtige Hinweise für die Abklärung ergeben. Vor allem interessiert, ob Sie ein hoch- oder ein tieffrequentes Geräusch hören, ob es konstant ist oder in seiner Qualität wechselt, ob es rhythmisch ist und eventuell sogar mit dem Pulsschlag übereinstimmt. Auch aus der Angabe, ob der Tinnitus plötzlich, von einer Minute auf die andere, oder ob er allmählich entstanden ist, können wichtige Rückschlüsse gezogen werden.

Weil Tinnitus meistens nicht von außen mitgehört werden kann, ist er objektiv nicht nachweisbar und auch nicht meßbar. Das ist für viele Betroffene ein großes Problem. Es ist nicht leicht, an etwas zu leiden, das man nicht sehen oder in Zahlen oder in Form einer Kurve zu Papier bringen kann. Viele Betroffene stoßen deshalb auf Unverständnis von seiten ihrer Umgebung. Daß dies die Ohrgeräusche noch schwerer ertragen läßt, ist leicht einzusehen. Auch in diesem Punkt kann Ihnen das Buch helfen, indem es Ihnen zeigt, daß Ihr Problem verstanden wird.

Kein Tinnitus klingt wie der andere. Er kann aus mehreren Tönen und Geräuschen zusammengesetzt sein. Er kann in beiden Ohren gleich klingen, er kann aber auch auf den beiden Seiten ganz verschiedene Klangqualitäten haben. Besonders belastend sind Geräusche, die sich dauernd ändern, aus unerklärlichen Gründen plötzlich aufjaulen und danach wieder abflauen.

Weil kein Tinnitus dem anderen gleicht, ist *Ihr* Tinnitus etwas Einmaliges, Individuelles. Er ist einmalig in der Art, wie er klingt, er ist auch einmalig, weil *Sie* als Person einmalig sind, und er kann nicht losgelöst von seinem – unfreiwilligen – «Besitzer» betrachtet werden.

Aus dieser Tatsache läßt sich ableiten, daß es kein schematisches Vorgehen für alle Betroffenen geben kann. Jeder Tinnitus bietet sein eigenes Problemspektrum. Das Buch hilft Ihnen, Ihr persönliches Problemspektrum besser zu erkennen und Ihren individuellen Weg zu finden.

Aufbau und Funktion des Ohrs

Daß Tinnitus mit dem Hörorgan zu tun hat, ist offensichtlich (Aufbau des Ohrs siehe *Abb. 1*). Es ist deshalb gut, wenn Sie über die Funktion des Hörsystems möglichst genau Bescheid wissen. Dabei ist es nicht so wichtig, alle anatomischen und physiologischen Einzelheiten zu kennen. Wichtig ist vielmehr zu verstehen, was aus der akustischen Information wird, die pausenlos auf unser Ohr auftrifft. Uns interessieren nicht die Schallwellen mit ihren physikalischen Eigenschaften und die komplexen mechanischen, chemischen und elektrischen Vorgänge, die sie im Ohr auslösen. Für uns zählt, was sie für uns letztendlich *bedeuten*. Die folgende Darlegung setzt deshalb den Schwerpunkt auf die informationstheoretischen Aspekte. Diese sind leichter zu verstehen, als Sie denken, und Sie benötigen keine besonderen Kenntnisse vom Feinbau des Ohrs und von den darin ablaufenden komplexen Vorgängen.

Informationstheorie des Hörens:
Von der Schallwelle zum Verstehen

Was auf unser Ohr auftrifft, sind nicht Worte und Sätze, Klänge, Geräusche und Alarmsignale, sondern physikalisch gesehen handelt es sich um eine einfache Folge von Schalldruckschwankungen, etwa so, wie sie in den Schallplatten als Höhenkurve in den Rillen aufgezeichnet ist. Diese Summenkurve

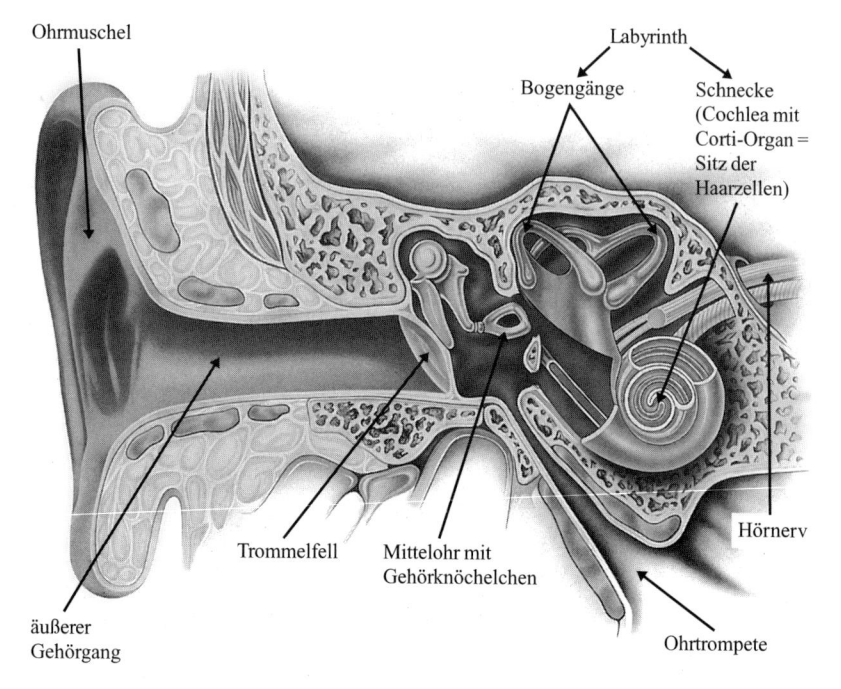

Abb. 1. Der Aufbau des Ohrs.

(Abb. 2) enthält alles, was wir mit unserem Hörsystem aufnehmen, verarbeiten und schließlich wahrnehmen. Was wir aus der eindimensionalen Schalldruckkurve alles herauslesen können, ist erstaunlich. Denken Sie daran, daß das Auge durch seinen Aufbau bereits von Anfang an ein zweidimensionales Bild erhält (dazu kommen noch die Dimensionen Helligkeit und Farbe), während dem Ohr nur eindimensionale Druckschwankungen angeboten werden. Und trotzdem können wir aus dieser einfachen Kurve enorm viel herausholen: Wir können in der Orchestermusik einem einzelnen Instrument folgen, wir verstehen die Sprache und nehmen aus dem Stimmklang auch noch wahr, ob die Stimme freundlich, wütend oder fröhlich klingt.

Über die Art und Weise, wie das Innenohr die Summenkurve des auftreffenden Schalls in die einzelnen Frequenzen aufteilt, wissen wir recht gut

Was Sie sehen:

Was die Instrumente produzieren:

Was Ihr Ohr aufnimmt: (Summenkurve)

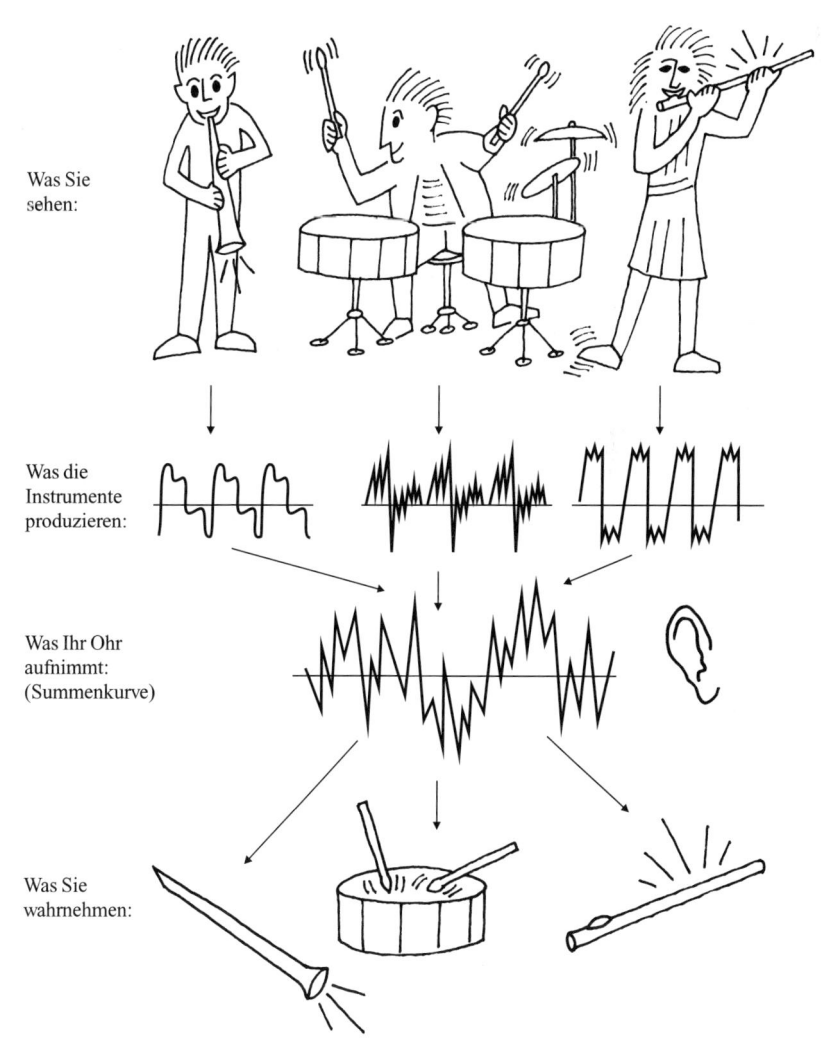

Was Sie wahrnehmen:

Abb. 2. Informationstheorie des Hörens: Von der Schallwelle zum Hören.

Grundlagen zum Verständnis des Tinnitus

Bescheid (Frequenzanalyse). In den tiefen (basalen) Abschnitten der Hörschnecke werden die hohen, in der Schneckenspitze die tiefen Töne herausgefiltert. Die Frequenztrennschärfe wird verstärkt durch die äußeren Haarzellen, die sich frequenzspezifisch zusammenziehen und wieder verlängern. Über die Art und Weise, wie die Schallstärke im Innenohr codiert (verschlüsselt) wird, ist man sich noch nicht ganz im klaren. Wir wissen aber, daß von den im Innenohr anzutreffenden insgesamt 15 000 Haarzellen nur etwa 3000 für den eigentlichen Hörvorgang verantwortlich sind. (Im Vergleich dazu besitzen wir im Auge Millionen von Stäbchen und Zäpfchen.) Im Hörnerv haben wir etwa 30 000 zum Gehirn ziehende Nervenfasern, die die vom Innenohr aufgearbeitete akustische Information weiterleiten. In diesen Nervenfasern (in denen auch bei absoluter Stille eine unregelmäßige Spontanaktivität abläuft) erscheint die akustische Information als eine Folge von elektrischen Stromstößen (Impulsen), die alle gleich stark sind. Diese sogenannten Aktionspotentiale entsprechen dem Prinzip des Computers, bei dem die Information ja auch in eine Folge von Impulsen codiert wird. Im Hörnerv muß die ganze akustische Information in der zeitlichen Folge von Aktionspotentialen der einzelnen Nervenfasern verschlüsselt sein. Reine Töne lösen oft klar rhythmische Folgen aus. Der Hörnerv ist ein Informationsengpaß, und es ist erstaunlich, daß die komplexe akustische Information darin trotz allem erhalten bleibt.

Die zentrale Verarbeitung der akustischen Information: Hören und Wahrnehmen

Im Gehirn mit seinen unzähligen Verbindungen vergrößert sich die Komplexität der akustischen Information. Von Hörzentrum zu Hörzentrum wird das Informationsminimum der Nervenimpulse im Hörnerv immer mehr erweitert. Man nimmt an, daß dabei die rein physikalischen Schallparameter langsam verschwinden, während der *Sinn* immer stärker hervortritt, d. h. aus der einfachen Schalldruckkurve entsteht schrittweise der Inhalt eines Satzes. Bei der Musik ist es die Melodie, die am Schluß wahrgenommen wird. Für ein Tier ist es beispielsweise lebenswichtig, aus der Fülle der Umgebungsgeräusche jene herauszuhören, die für sein Leben einen Sinn ergeben und auf die es unmittelbar reagieren muß. Ein Tier wird also vor allem jene Geräusche wahrnehmen, die eine Gefahr für sein Leben, ein Beutetier oder einen Sexualpartner anzeigen. Diese Geräusche sind selten sehr laut. Ein leises Blätterrauschen kann viel wichtiger sein als das laute Rauschen des Windes. So ist es auch beim Menschen: Selbst im Schlaf wird eine Mutter das leise Weinen ihres Kindes wahrnehmen, während viel lautere Geräusche ihren Schlaf nicht stören.

Diese Beispiele zeigen, daß Hören und sinngemäße Wahrnehmung zwei verschiedene Dinge sind. Reines Hören können wir nur in einer experimentellen, künstlichen Situation prüfen, z. B. bei der Audiometrie.

Die angebotenen reinen Töne sind neutral, ohne Sinn für uns. Im Alltag spielt das reine Hören keine Rolle, ja sogar im Schlaf hören wir nicht, sondern wir nehmen wahr, indem jeder Laut für uns einen bestimmten Sinn ergibt. Dieser Unterschied zwischen reinem Hören und der akustischen Wahrnehmung ist auch für das Verständnis des Tinnitus wichtig. Deshalb wollen wir noch weitere Beispiele anführen: Wenn Sie selber Ihren Rasen mähen, werden Sie den Lärm Ihres Rasenmähers durchaus ertragen; er gehört zu Ihrer Arbeit. Wenn Sie dagegen in Ruhe ein Buch lesen und dabei die Geräusche des Rasenmähers Ihres Nachbarn ertragen müssen, so wird der gleiche Lärm zur unerträglichen Belastung. Das gleiche gilt auch für Hundegebell, das je nach Situation völlig natürlich wirkt oder vielleicht sogar Wut auslöst. Sie freuen sich am abendlichen Begrüßungsgebell Ihres Hundes, während Ihr Wohnungsnachbar vielleicht erbost an die Wand klopft.

Die Wahrnehmung von akustischer Information ist also – bewußt oder unbewußt – nicht nur mit einem Sinn, sondern auch mit Gefühlen verbunden. Anatomisch entspricht dies der Tatsache, daß Verbindungen von der Hörbahn zum limbischen System laufen, welches für unsere Stimmung verantwortlich ist. Weitere Verbindungen führen zu unserem Gedächtnis. Jeder auftreffende Schall wird mit den gespeicherten früheren Schalleindrücken verglichen. Ist es ein bekanntes, nicht alarmierendes Geräusch, wird es nur selten in unsere bewußte Wahrnehmung aufsteigen. Ist es dagegen neu, wird es als möglicherweise alarmierend eingestuft und der bewußten Wahrnehmung zugeleitet

– notfalls weckt es uns sogar aus dem Schlaf. Wenn Sie in einer Stadt ein Hotelzimmer in Bahnhofnähe beziehen, wird Sie in der ersten Nacht jeder vorbeifahrende Zug wecken. In der zweiten Nacht haben die untergeordneten Zentren bereits gelernt, daß das Zuggeräusch harmlos ist. Obwohl ihr Ohr weiterhin jeden Zug hört und ihn wie in der ersten Nacht dem Gehirn meldet, werden Sie ungestört durchschlafen.

Unsere Sinnesorgane arbeiten dauernd: Die Datenflut

Von diesen Beobachtungen wollen wir zurückkehren zur Informationstheorie. Alle unsere Sinnesorgane arbeiten Tag und Nacht. Selbst das Auge, das wir meinen ausschalten zu können, wenn wir die Lider schließen, arbeitet weiter und meldet sogar im Schlaf, es sei dunkel. Das Ohr als Alarmorgan ist dauernd wach, und auch unsere anderen Sinnesorgane können wir nicht abschalten. Von ihnen (siehe *Abb. 3*) läuft ohne jede Unterbrechung ein dauernder Strom von Informationen zum Gehirn. Man hat einmal die Datenmenge berechnet, die dem Gehirn pro Sekunde zufließt. Sie liegt in der Größenordnung von 1 Million Byte pro Sekunde. Jede Sekunde erhält unser Gehirn also die Datenmenge, welche auf einer Diskette Platz hat. Es wäre nun völlig widersinnig, wenn wir uns dauernd mit einer solchen Informationsflut beschäftigen müßten. Wir wären praktisch lahmgelegt und handlungsunfähig. Was wir mit unserer bewußten Wahrnehmung bewältigen können, liegt in der Größenordnung von rund 3 Byte pro Sekunde. Im Vergleich mit dem Computer würde die bewußte Wahrnehmung dem Bildschirm entsprechen: Auch er kann nur einen extrem kleinen Teil der im System vorhandenen Daten sichtbar machen. Drei Byte pro Sekunde – das ist erstaunlich wenig. Es zeigt dies aber auch, daß wir die geringe Kapazität unserer Wahrnehmung nicht für unnütze Dinge vergeuden sollten. Sie werden uns recht geben, wenn wir Ihren Tinnitus unter diesem Blickwinkel zu solchen unnützen Wahrnehmungen zählen: Wenn er sich als flimmernde Bildstörung dauernd auf dem Wahrnehmungsbildschirm bemerkbar macht, belegt er einen Teil der Wahrnehmungskapazität von 3 Byte pro Sekunde. Kein Wunder, wenn Ihnen dann das Denken und konzentrierte Arbeiten schwerfällt.

| Sinnesorgane | Datenfluß:
1 Megabyte/Sekunde
= 1 Diskette! | | Datenkapazität:
3 Byte/Sekunde |

Auge Gesichtssinn
Ohr Hören
Nase Riechen
Zunge Schmecken
Haut Tastsinn
Andere

→ Subkortikale Zentren des Gehirns → bewußte Wahrnehmung

Kurzzeitspeicher

Limbisches System (Stimmung)   Gedächtnis

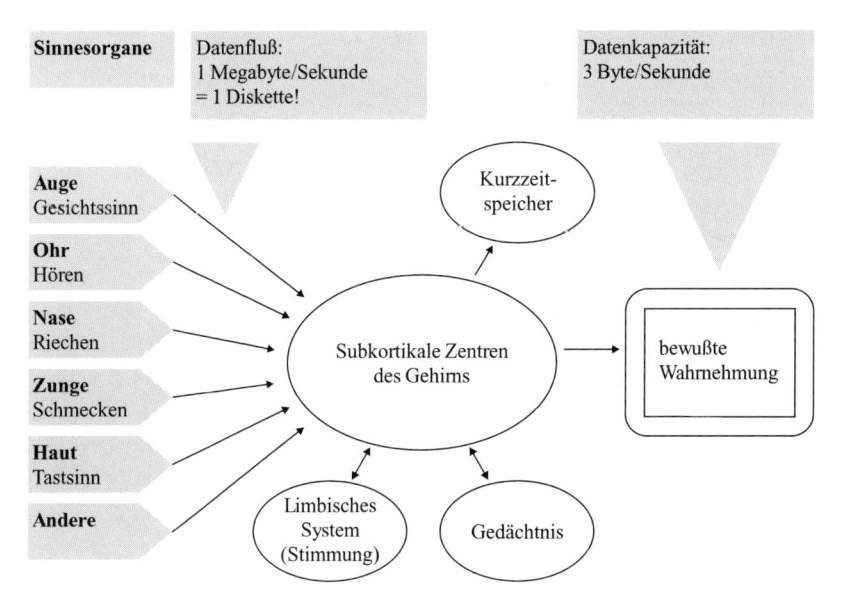

Abb. 3. Datenverarbeitung der Sinnesorgane.

Aus dem Gesagten ergibt sich mühelos, daß unsere Wahrnehmung nur funktionieren kann, wenn aus der Fülle der zufließenden Daten in subkortikalen (also unbewußten) Zentren eine strengste Auswahl getroffen wird. Nur das Wichtigste braucht auf dem Wahrnehmungsbildschirm zu erscheinen. Einige der Kriterien, nach welchen diese unbewußten Zentren auswählen, haben wir schon kennengelernt. Das Gedächtnis ist ein solches Kriterium, ebenso die gegenwärtig herrschende Stimmung, also das limbische System. Weitere zugeschaltete Zentren sichten die Daten nach anderen Kriterien. Der ganze Prozeß ist nicht bis in alle Einzelheiten übersehbar. Wichtig ist auch nur das Prinzip, nach welchem unser Gehirn die zufließenden Daten bearbeitet. Natürlich stellt sich hier die Frage, was mit den gewissermaßen überflüssigen Daten geschieht. Davon ist im nächsten Kapitel die Rede.

Das akustische Kurzzeitgedächtnis

Die überflüssigen Daten werden nicht einfach gelöscht. Sie beeinflussen subkortikal, also unbewußt, alle möglichen Zentren, z. B. das limbische System. Man muß annehmen, daß die gesamte Datenflut in irgendeiner Form auf den Menschen wirkt. Daß die nicht in die bewußte Wahrnehmung aufsteigenden Informationen nicht einfach verschwinden, haben Sie selbst schon viele Male erlebt. Wenn Sie in Gedanken versunken spazierengehen, so können Sie sich plötzlich bewußt werden, daß sich vor 1–2 Sekunden ganz weit links in Ihrem Gesichtsfeld etwas bewegt hat. Sie holen die entsprechenden Informationen aus Ihrem optischen Kurzzeitgedächtnis, und Sie können rekonstruieren, daß sich die Bewegung in der Luft abgespielt hat, daß es sich um etwas Schwarzes gehandelt hat und daß es nach der Größe und der Art des Fliegens nur eine Amsel sein konnte. Auf analoge Weise gibt es auch ein akustisches Kurzzeitgedächtnis. Ohne dessen Hilfe könnten wir keine längeren Sätze verstehen. Der Satzanfang bleibt gespeichert, bis das Satzende den Sinn des ganzen Satzes entschlüsselt. Ein ganz einfaches Beispiel: Der Satzanfang «der nächste Zug...» bleibt mehrdeutig und unverständlich. Seine Bedeutung wird erst klar, wenn der ganze Satz wahrgenommen wurde. Je nach der Fortsetzung «... wird seinen Gegner schachmatt setzen» oder «... fährt bald» bekommt das Wort «Zug» einen ganz anderen Sinn.

Das Kurzzeitgedächtnis kann blockiert werden, indem man eine sinnlose Silbe in schneller Folge laut vor sich hin sagt: z. B. da..da..da..da.. da... Das blockierte Kurzzeitgedächtnis verhindert jede Wahrnehmung – auch diejenige des Tinnitus. Man kann dies als Tinnitus-Betroffener anwenden, wenn man wegen seiner Ohrgeräusche nicht einschlafen kann.

Ihren Tinnitus nehmen Sie nicht wahr, wenn Sie durch eine intensive Beschäftigung abgelenkt sind. Er ist zwar immer noch da, wird aber vorübergehend in Ihr akustisches Kurzzeitgedächtnis umgeleitet. Es würde Ihnen besser gehen, wenn dies möglichst häufig und möglichst lange Zeit der Fall wäre.

Zivilisation und Streß

Die angeführten alltäglichen Beispiele haben Ihnen gezeigt, wie Ihr Gehirn mit der ungeheuren Datenflut umgeht, der wir auf keine Art und Weise entfliehen können. Der Gedanke läßt sich aber noch weiterführen: Sie haben sich sicher schon oft Gedanken darüber gemacht, daß in unserer heutigen Zivilisation jedem von uns viel mehr äußere Informationen auf Knopfdruck greifbar ins Haus geliefert werden als früher. Man hat ausgerechnet, daß die menschlichen Sinnesorgane in städtischen Verhältnissen nur den zehnmillionsten Teil der Informationen aufnehmen, denen wir täglich ausgesetzt sind, und davon nehmen wir wieder nur den millionsten Teil bewußt wahr. Ein Krieg «hinten, weit, in der Türkei» brauchte früher Monate, bis seine Existenz in Mitteleuropa bekannt wurde. Heute flimmern Kriege live in unser Wohnzimmer. Man hat auch den Eindruck, jedes Jahr müßten die Schüler mehr lernen als zuvor, und nur wer über die richtigen Informationen zur rechten Zeit verfügt, kommt vorwärts. Auf die skizzierte Funktionsweise unseres Gehirns übertragen, heißt dies, daß unsere Sinnesorgane, besonders die Augen und Ohren, mit einer steigenden Flut zusätzlicher Daten bis an die Grenze ihrer Leistungsfähigkeit belastet werden. Dies gilt auch für die auswählenden subkortikalen Zentren. Ihre Überbelastung äußert sich im «Streß». Es reagiert z. B. das limbische System, das für unsere Befindlichkeit verantwortlich ist. Die Informationsüberflutung der heutigen Welt trägt wahrscheinlich viel dazu bei, daß eine zunehmende Anzahl von Menschen immer stärker unter Tinnitus leidet.

Tinnitus-Theorien: Wie entsteht Tinnitus?

In den verschiedenen Tinnitus-Büchern werden Sie ganz unterschiedliche Erklärungen finden, wie man sich seine Entstehung vorstellt. Die Vielfalt dieser Theorien ist verwirrend. Sie spiegelt aber nur wider, daß die Wissenschaft noch keine klaren Vorstellungen entwickeln konnte, weshalb und wie Tinnitus entsteht. Dabei sind vor allem zwei Tatsachen schwer zu verstehen: Einmal die Tatsache, daß die durch einen Innenohrschaden zerstörten Haarzellen ein Tinnitus-Geräusch hervorrufen können. Viel logischer wäre, daß tote

Haarzellen zu einem Hörausfall, also zur Stille im entsprechenden Frequenzbereich führen. Bei Tinnitus entsteht aber eine gesteigerte Aktivität. Ein Vergleich mit dem Auge mag Ihnen diesen Widerspruch wenigstens andeutungsweise begreiflich machen: Ein Schlag gegen das Auge läßt uns Sterne sehen, weil die Netzhaut keinen Schmerz melden kann. Jede von der Netzhaut ausgehende Meldung wird vom Gehirn ausschließlich als Lichtempfindung interpretiert, da sie das Gehirn über den «Videokanal» des Sehnervs erreicht. So muß auch jede Störmeldung aus einem geschädigten Innenohr als akustische Wahrnehmung registriert werden, weil sie mit dem Hörnerv unseren «Audiokanal» benutzt.

Die zweite verwirrende Tatsache ist, daß Tinnitus in mehr als der Hälfte der Fälle nicht verschwindet, wenn man das Innenohr zerstört oder den Hörnerv durchtrennt. Eine solche Durchtrennung kann sogar neu Tinnitus auslösen. Deshalb hat man ihn mit einem Phantomschmerz verglichen: Nach einer Beinamputation kann es vorkommen, daß der Betroffene einen Schmerz im Fuß verspürt, obwohl der Fuß gar nicht mehr existiert. Der Vergleich ist insofern richtig, als Tinnitus wie der Phantomschmerz ein zentrales Geschehen sein muß, also ein Vorgang im Gehirn. Tinnitus wird nicht gehört, sondern wahrgenommen – den Unterschied haben wir schon kennengelernt.

Es gibt keine Tinnitus-Theorie, welche alles erklären könnte. Man kann aber jene Theorie auswählen, welche am meisten erklärt. Sie kommt der Wirklichkeit wohl am nächsten. Wir werden später an diesem Punkt anknüpfen und die modernste Tinnitus-Theorie darlegen.

Welches sind die medizinischen Ursachen von Tinnitus?

Die medizinischen Ursachen von Tinnitus sind sehr vielfältig. Es wäre denkbar, daß sich daraus für die Behandlung Konsequenzen ergeben, denn je nach Ursache könnte eine bestimmte Behandlung wirksam sein. Wir sind noch keineswegs soweit, und in manchen Fällen kann die medizinische Ursache überhaupt nicht klar definiert werden. Für jeden Betroffenen wäre es aber sehr wichtig zu wissen, wo sein für Außenstehende so schwer nachfühlbares Leiden seinen Ursprung genommen hat.

Die Ursachen von Körpergeräuschen (objektiver Tinnitus)
Wenn wir zuerst von den von außen mithörbaren, aber seltenen Tinnitus-Formen sprechen wollen, also den eingangs erklärten *Körpergeräuschen*, so sind die häufigsten Ursachen in *Tabelle 1* aufgezählt. Sie ersehen daraus, wie vielfältig die Ursachen sind. Nur eine genaue medizinische Abklärung kann hier Klarheit schaffen, und manchmal läßt sich die Ursache trotz eingehender Abklärung nicht sicher finden. Man muß sich dann damit zufrieden geben, alle schwerwiegenden Ursachen ausgeschlossen zu haben. Stoßweise, pulssynchrone Geräusche geben einen Hinweis darauf, daß das Geräusch durch den

Tab. 1. Ursachen für Ohr- und Körpergeräusche

Ursachen subjektiver Ohrgeräusche
- Hörsturz
- Menièresche Krankheit
- Akuter oder chronischer Lärmschaden
- Altersschwerhörigkeit
- Erbliche Innenohrschwerhörigkeit
- Schädelverletzung mit oder ohne Fraktur, Schleudertrauma
- Tumoren der Hörnerven (Schwannom)
- Ohrschädigende Medikamente: gewisse Antibiotika, Chemotherapeutika, Salizylate (in vielen Schmerz- und Erkältungsmitteln enthalten, ebenso verwendet als Gefäßschutzmittel), Chinin, Diuretika (harntreibende Mittel)
- Otosklerose
- Nackenprobleme (Zervikalsyndrom), Probleme des Kauapparates
- Umstrittene Ursachen: Herz-Kreislauf-Krankheiten, Krankheiten des Zentralnervensystems, Stoffwechselkrankheiten

Ursachen von Körpergeräuschen (objektiver Tinnitus)
- Verengung der Halsschlagadern
- Gefäßreiche Tumoren (Glomustumor, Hämogiome)
- Herzfehler, künstliche Herzklappen
- Gefäßkurzschlüsse (arteriovenöse Shunts)
- Anämie, Polyzythämie
- Kontraktionen der Mittelohr- oder Gaumenmuskeln
- Offene Tube (Eustachische Röhre, Ohrtrompete)
- Spontane otoakustische Emissionen

Blutfluß verursacht wird. Dies kann der Blutstrom in normalen Gefäßen sein: Bei maximaler körperlicher Anstrengung haben Sie sicher auch schon den beschleunigten und verstärkten Herzschlag in den Ohren gehört. Aber auch Gefäßkurzschlüsse zwischen Arterien und Venen (arteriovenöse Shunts) und schließlich auch gefäßreiche Geschwülste wie der sogenannte Glomustumor, welcher sich häufig in Ohrnähe entwickelt, können den Blutstrom hörbar machen.

Viel schneller als der Pulsschlag sind knatternd-rhythmische Geräusche. Sie sind durch Kontraktionssalven der Mittelohrmuskeln oder der Muskeln des Gaumensegels zu erklären (palatinaler Myoklonus). Sie dauern meistens nicht länger als einige Sekunden. Eine erst in den letzten Jahren entdeckte besondere Form von Körpergeräuschen sind die sogenannten otoakustischen Emissionen. Sie sind bei vielen Leuten vorhanden, aber keineswegs krankhaft. Sie entsprechen einem vom Innenohr gewissermaßen rückwärts über die Gehörknöchelchen und das Trommelfell nach außen abgestrahlten Geräusch oder Ton. Otoakustische Emissionen sind mit Meßapparaten nachweisbar, in seltenen Fällen sogar weithin hörbar. Nur bei 1% aller Tinnitus-Patienten kann man sie als Krankheitsursache betrachten. Der Nachweis kann mit einem Salizylat-Test geliefert werden, in dem Salizylate die otoakustischen Emissionen auslöschen.

Insgesamt gesehen verstecken sich hinter den Tinnitus-verursachenden Körpergeräuschen völlig harmlose, selten aber auch schwerwiegende Ursachen, die dringend behandelt werden müssen. Die Chance, daß der einem Körpergeräusch entsprechende Tinnitus mit medizinischen Maßnahmen beseitigt werden kann, ist viel größer als beim subjektiven, von außen nicht mithörbaren Tinnitus. Aber auch Körpergeräusche lassen sich nicht immer ausschalten. So gibt es Patienten, die das Geräusch ihrer künstlichen Herzklappen als ausgesprochen störend wahrnehmen. Auf der anderen Seite müßten wir eigentlich alle Körpergeräusche hören. Das Ohr ist derart empfindlich, daß es beispielsweise den normalen Blutstrom hören müßte. Gewisse Mechanismen, auf die wir später zu sprechen kommen, verhindern, daß wir durch allzuviele Körpergeräusche vom Wahrnehmen wichtigerer Dinge abgehalten werden. Experimentell kann man zeigen, daß in einem absolut stillen Raum *alle* Menschen Tinnitus wahrnehmen. Dieser Tinnitus geht möglicherweise auf Körpergeräusche zurück.

Die Ursachen des subjektiven Tinnitus
Die Ursachen des von außen nicht mithörbaren, subjektiven Tinnitus finden Sie in *Tabelle 1*. In den meisten Fällen läßt sich ein Innenohrschaden als Ursache nachweisen. Dieser Innenohrschaden braucht vom Betroffenen keineswegs bemerkt zu werden. Es ist nicht so, daß ein kleiner Schaden nur einen «kleinen» Tinnitus macht, ein großer Schaden aber einen stark störenden. *Jeder* Innenohrschaden kann – muß aber nicht – Tinnitus hervorrufen, und dies ganz unabhängig davon, was den Innenohrschaden verursacht hat. Weil die Ursache von Tinnitus ein Innenohrschaden ist, liegt die Tonhöhe des Ohrgeräuschs immer im Frequenzbereich des Schadens.

Da auch die normale *Altersschwerhörigkeit* Tinnitus verursachen kann, ist niemand vor der Gefahr gefeit, ihn zu bekommen. Die Rolle des *Bluthochdrucks* (Hypertonie) bei der Tinnitus-Entstehung wird meistens überschätzt. Es geht nicht an, ohne genaues Abwägen einen Hochdruck als Tinnitus-Ursache zu bezeichnen. Das schließt nicht aus, daß eine korrekte Behandlung des hohen Blutdrucks sich durchaus günstig auf einen Tinnitus auswirken kann.

Über die *lärmbedingten Hörschäden* als Tinnitus-Ursache braucht wenig gesagt zu werden. Die Tatsache ist allgemein bekannt: Sowohl akute übermäßige Lärmeinwirkungen (Knallereignisse wie beim Schießen, aber auch Diskobesuche oder Technoparties) als auch eine chronische Lärmbelastung durch einen lärmintensiven Beruf oder ein lautes Hobby können Tinnitus verursachen. Dies geschieht oft noch bevor der Betroffene sich seines Lärmschadens bewußt wird. Der Schaden betrifft typischerweise den Tonhöhenbereich von 4000–6000 Hz. Deshalb führt er auch zu einem hochfrequenten Tinnitus.

Hörstürze sind eine häufige Ursache. Es handelt sich dabei um eine plötzliche einseitige Höreinbuße infolge einer Minderdurchblutung des Innenohrs. Auch Virusinfektionen werden als Ursache diskutiert. Hörstürze treten meist bei völlig gesunden, oft auch jungen Leuten auf, die sicher nicht unter Arteriosklerose oder einer anderen Durchblutungsstörung im Bereich der Arterien leiden. Manchmal kann man eindeutig nachweisen, daß der Hörsturz während einer vorübergehenden Erniedrigung des Blutdrucks auftrat, obwohl ein niedriger Blutdruck sonst höchstens lästige, aber kaum je gefährliche Auswirkungen hat. Die Blutversorgung des Innenohrs ist nicht sehr gut. Die Sauerstoffzufuhr für die kostbaren Haarzellen des Innenohrs erfolgt über feine Kapillaren (Haargefäße), die relativ weit von den Haarzellen entfernt verlaufen. Wenn nun der Blutdruck vorübergehend sinkt, kommt der Blutfluß in diesen Kapillaren zum Erliegen. Die Haarzellen bekommen keinen Sauerstoff mehr und gehen innerhalb von Minuten zugrunde. Hörstürze können alle Teile des Innenohrs befallen. Dementsprechend sind nach Hörstürzen sehr verschiedene Arten von Ohrgeräuschen möglich.

Der Tinnitus bei *Otosklerose* (Fixierung des Steigbügels durch umgebauten Knochen) nimmt insofern eine Sonderstellung ein, als er nach der gehörverbessernden Operation in etwa der Hälfte der Fälle verschwindet.

Ein *mittelohrbedingter Tinnitus* ist selten von langer Dauer. Seine Tonhöhe liegt meistens im tiefen bis mittleren Frequenzbereich. Eine Erkältung mit Beeinträchtigung der Tubendurchgängigkeit mit Minderbelüftung des Mittelohrs oder eine Mittelohrentzündung können solche vorübergehenden Ohrgeräusche auslösen. Sie werden kaum zu einem anhaltenden Problem.

Ich habe Tinnitus: Was ist zu tun?

Sie haben nun einiges über das Ohr gelernt, wie wir hören, und daß Hören und Wahrnehmen nicht das gleiche ist. Auch über Tinnitus und seine Ursachen haben wir Ihnen das Wesentliche zusammengefaßt. Nun möchten Sie sicher erfahren, was man bei Tinnitus tun sollte. Auch wenn wir erst später auf Einzelheiten und einige Ihrer Fragen näher eingehen können, wollen wir im folgenden grob skizzieren, was bei Tinnitus zu unternehmen ist.

Wenn Sie unter Tinnitus leiden, so brauchen Sie als erstes eine korrekte medizinische und audiologische *Abklärung*. Der zweite Schritt ist eine möglichst umfassende, realistische *Aufklärung*. Erst danach kann mit Ihnen ein *Behandlungsplan* aufgestellt werden. Die Durchführung des Plans erfordert dann in jedem Fall eine fachgerechte *Begleitung*.

Diese vier Schritte sollen im folgenden genauer besprochen werden. Sie können nicht im Eiltempo durchlaufen werden. Wir möchten Sie deshalb schon hier darauf aufmerksam machen, daß Sie mit Ihren Helfern und mit sich selbst Geduld haben müssen. Rechnen Sie von vornherein mit vielen Monaten. Die Erfahrung hat gezeigt, daß ein Rehabilitationsprogramm bei schweren Tinnitus-Fällen erst nach 1–2 Jahren abgeschlossen werden kann. Das scheint eine lange Zeit zu sein. Praxis und Erfahrung zeigen, daß sich der Aufwand und Ihre Geduld lohnen werden. Viele Betroffene, die diesen Weg schon hinter sich haben, können Ihnen bestätigen, daß sie im Rückblick ihrem Tinnitus-Leiden sogar positive Seiten abgewinnen können. Der Tinnitus hat sie auf vielen Ebenen Schritte vorwärts machen lassen. Das sind erstaunliche, aber ermutigende Aussagen.

Abklärung

Eine gründliche, fachgerechte medizinische Abklärung ist bei jedem längerdauernden Tinnitus unumgänglich. Sollten Sie mit der Bemerkung abgespeist werden, eine solche Abklärung bringe nichts, denn sie ändere ja doch nichts an der Tatsache, daß Sie mit Ihrem Tinnitus leben müssen, so beharren Sie auf der Forderung nach den notwendigen Untersuchungen. Sie sind notwendig, weil die Ursachen und die medizinische Wertigkeit eines Tinnitus nicht von vornherein feststehen. Diese Untersuchungen können nicht alle von Ihrem Hausarzt durchgeführt werden. Er hat nicht die nötige Ausrüstung und ist nicht genügend ausgebildet. Die Abklärung hat deshalb in Zusammenarbeit zwischen Ihrem Hausarzt und dem spezialisierten Ohrenarzt zu erfolgen.

Das Minimalprogramm einer Tinnitus-Abklärung besteht aus einer Befragung, einer einfachen körperlichen Untersuchung und audiologischen Tests mitsamt Messung des Tinnitus (Tinnitometrie). Wir wollen diese Abklärungsschritte im folgenden näher erläutern.

Befragung

Die *Befragung* eines Tinnitus-Patienten kann nicht in 5 Minuten erledigt werden. Sie braucht Zeit und muß alles Wesentliche berücksichtigen. Bringen Sie dem Arzt ruhig Ihre Notizen mit. Es erleichtert die Befragung, wenn Sie alle Ihnen wichtig erscheinenden Angaben aufgeschrieben haben. Eventuell wird der Arzt Ihnen auch einen speziellen Tinnitus-Fragebogen aushändigen, den Sie zu Hause oder unter Anleitung des Arztes in Ruhe ausfüllen sollten. Solche Fragebogen sind nützlich, weil sie verhindern, daß ein wesentlicher Punkt bei der Befragung vergessen wird. Ein einfacher medizinischer Fragebogen ist im Anhang enthalten. Der Fragebogen muß auch Auskunft geben über die Auswirkungen Ihres Tinnitus, wie Sie sich fühlen und wie schwer Sie leiden.

Untersuchung

Nach der Befragung muß eine körperliche *Untersuchung* erfolgen. Sie hat eine genaue Beurteilung des Trommelfells (Ohrspiegelung = Otoskopie) zu umfassen, aber auch eine Untersuchung des übrigen Hals-Nasen-Ohren-

Gebietes. Da Zusammenhänge zwischen Tinnitus und Bewegungsapparat bestehen (siehe Kapitel «Nebenprobleme des Tinnitus»), sollte auch eine Beurteilung des Nackens und des Kauapparates erfolgen.

Audiologische Tests und Tinnitusmessung (Tinnitometrie)
Das Gehör wird zuerst mit der Stimmgabel untersucht, um eine eventuelle Schalleitungsstörung abzugrenzen und um zu bestimmen, welches das bessere Ohr ist.

Das anschließende *Reintonaudiogramm* (beidseitige Bestimmung der Hörschwelle für die Frequenzen von 125 bis 12000 Hz mit allen Zwischenfrequenzen) fördert bei Tinnitus-Betroffenen oft unbemerkte Höreinbußen, besonders im Hochtonbereich, zutage. Sie spielen im Alltag vielleicht keine Rolle, erklären aber die Ursache des Tinnitus. Bei Höreinbußen im Tieftonbereich muß auch die Knochenleitungsschwelle genau bestimmt werden, damit Störungen im Schalleitungsapparat von Innenohrschäden unterschieden werden können. Innenohrschäden im Tieftonbereich sind typisch für die Ménièresche Krankheit.

Das Reintonaudiogramm muß durch die *Tinnitometrie* ergänzt werden. Tinnitus ist – Körpergeräusche ausgenommen – eine subjektive Wahrnehmung und im Grunde so wenig meßbar wie Schmerz. Wie die Hörschwelle für reine Töne kann deshalb auch der Tinnitus nicht objektiv gemessen werden. Die Mithilfe des Patienten ist unerläßlich; man spricht deshalb von psychoakustischen Meßverfahren, im Unterschied zu objektiven Meßverfahren wie zum Beispiel der Messung des Blutdruckes oder der Pulsfrequenz, der Aufnahme einer Herzstromkurve (EKG) oder der Bestimmung von verschiedenen Blutwerten. Diese Messungen sind objektiv, weil sie nicht auf den Angaben des Patienten beruhen.

Praktisch geht man meistens so vor, daß sich der Patient anhand von angebotenen Beispielen entscheiden muß, ob sein Tinnitus mehr einem reinen Ton oder eher einem Geräusch entspricht. Zum Vergleich benutzt man meistens Schmalbandrauschen, d. h. ein um eine bestimmte Frequenz zentriertes Rauschen. Bei mehreren Ohrgeräuschen mißt man dasjenige, welches am meisten stört. In einem zweiten Schritt wird versucht, den Frequenzbereich (Tonhöhe) Ihres Tinnitus im Vergleich mit Schmalbandrauschen oder Tönen aus dem Audiometer möglichst genau herauszufinden. In einem dritten Schritt wird (bei einseitigem Tinnitus auf dem Gegenohr) die Hörschwelle für das Vergleichsgeräusch oder den Vergleichston bestimmt. Ausgehend von dieser Hörschwelle läßt sich nun die subjektive Lautheit Ihres Tinnitus in Dezibel abschätzen. Ähnliche Messungen betreffen die *Maskierbarkeit* (Verdeckbarkeit) des Tinnitus. Allerdings hat sich hier noch keine standardisierte Meßmethode herauskristallisiert. Psychoakustische Meßmethoden haben natürlich eine gewisse Fehlerbreite und können auch vom Patienten absichtlich verfälscht werden. In einem solchen Fall lassen sich die Angaben des Untersuchten aber mit entsprechenden Tests rasch überprüfen. Bis zu einem gewissen Grad gilt dies auch für die Tinnitometrie. Stimmen Tinnitus-Frequenzbereich und Frequenzbereich des Hörschadens (sofern einer vorhanden ist) überein und liegt die subjektive Lautheit des Ohrgeräusches im üblichen Rahmen von weniger als 5 dB bis 15 dB, so sind die Angaben so glaubwürdig, daß niemand an der realen Existenz des Tinnitus zweifeln wird.

Dies gilt auch für Versicherungen und Gerichte. Die Tinnitometrie ist deshalb für jeden Betroffenen nicht nur ein notwendiger medizinischer Abklärungsschritt, sondern sie bedeutet auch die offizielle Anerkennung seines Ohrgeräuschs, gewissermaßen eine Legitimation. Da viele Tinnitus-Betroffene Mühe haben, ihr Leiden Angehörigen oder Bekannten begreiflich zu machen, ist diese Legitimation außerordentlich wichtig.

Bei subjektiv *erhöhter Lärmempfindlichkeit* und einseitiger Schallempfindungsschwerhörigkeit unklarer Ursache werden weitere Untersuchungen notwendig, welche das bereits erwähnte Schwannom der Hörnerven ausschließen müssen. Bei einer symmetrischen beidseitigen Schwerhörigkeit besteht kein Verdacht auf diesen Tumor, dann müssen auch keine aufwendigen Zusatzuntersuchungen durchgeführt werden.

Selbstverständlich muß die Untersuchung auch darüber entscheiden, ob bei Ihnen ein seltener Körpergeräusch-Tinnitus vorliegt. Die medizinischen Details, die zu dessen Abklärung beitragen, können wir hier nicht erläutern. In einem solchen Fall dürfen Sie sich ruhig Ihrem Arzt anvertrauen.

Hat die medizinische Untersuchung – dies ist sicher der häufigste Fall – keinen Befund ergeben, der mit medizinischen Maßnahmen behandelt werden kann, so kommt für Sie und Ihren Arzt ein kritischer Moment. Ihr Arzt wird

Ihnen mitteilen, daß sich Ihr Tinnitus nicht wie Kopfschmerzen mit einer Tablette aus der Welt schaffen läßt. *Für Sie* ist dieser Moment schwer zu ertragen, weil Sie nun definitiv wissen, daß Ihr unangenehmer Begleiter Sie auf unbestimmte Zeit nicht verlassen wird. In diesem Moment fühlen Sie sich sehr allein, Sie schwanken zwischen Hoffnungslosigkeit und einer verständlichen Empörung, daß die hochtechnisierte moderne Medizin Ihnen nicht das bringen kann, was Sie von ihr fordern: nämlich dem Tinnitus ein Ende zu setzen. *Für den Arzt* ist der Moment kritisch, weil er Ihnen gerne helfen möchte, aber mit seinen Mitteln und seinem Wissen und Können plötzlich machtlos dasteht.

Aber lassen Sie sich nun nicht einfach mit einem Rezept («Versuchen wir doch noch das!») oder der Bemerkung abspeisen, Sie müßten eben mit Ihrem Geräusch leben lernen. Als Tinnitus-Betroffener haben Sie das Recht, daß man sich weiter um Sie kümmert und die notwendigen Schritte einleitet.

Aufklärung

Der notwendige nächste Schritt besteht in einer ausführlichen Aufklärung. Je mehr Sie über Tinnitus wissen, desto leichter wird es Ihnen gelingen, einen für Sie guten Weg einzuschlagen. Wenn Ihr Arzt sich außerstande sieht, Ihnen diese Aufklärung zu geben, so bitten Sie um Überweisung an einen Tinnitus-Spezialisten oder um die Adresse von Tinnitus-Selbsthilfeorganisationen, welche Ihnen diese Aufklärung vermitteln werden. Auch dieses Buch ist geeignet, Ihnen die Grundlagen für das Verständnis des Tinnitus-Leidens zu vermitteln.

Die Aufklärung braucht Zeit. Sie ist auch kaum in einer einzigen Sitzung zu erledigen. Wer kann alles im Kopf behalten, was in einem vielleicht halbstündigen oder gar einstündigen Gespräch gesagt wurde? So werden Ihre vielen berechtigten Fragen wohl erst im Laufe mehrerer Konsultationen so beantwortet werden, daß sie nicht schon am nächsten Tag wieder gleich drohend und ungelöst in Ihnen auftauchen. Viele dieser Fragen werden in den folgenden Kapiteln schrittweise beantwortet. Zudem finden Sie im Anhang eine Liste der häufigsten Fragen, die Ihnen helfen wird.

Die Aufklärung muß *verständlich* und *realitätsgerecht* sein. Was Sie nicht verstanden haben, kann Ihnen nichts nützen. Realitätsgerecht muß die Aufklärung sein, damit Sie nicht irrealem Wunschdenken erliegen. Ihr Tinnitus ist kein einfaches Problem, und Probleme können nicht mit Wunschgedanken und Träumen gelöst werden, sondern aufgrund der realen, im ersten Moment vielleicht harten Gegebenheiten. Tatsachen werden besser ertragen als Unsicherheiten, Zweifel und Befürchtungen. Darum muß die Aufklärung alle Ihre Unklarheiten gründlich beseitigen, um Unsicherheiten so weit wie möglich zu vermeiden. Die Aufklärung schließt ein, daß wir manche Fragen nicht oder noch nicht beantworten können – auch Tinnitus-Spezialisten wissen noch längst nicht alles. Es gehört zur realitätsgerechten Aufklärung, die Grenzen unseres Wissens ohne Beschönigung zuzugeben. Eine auch in dieser Beziehung ehrliche Aufklärung schafft Vertrauen – und gegenseitiges Vertrauen ist eine gute Basis für die Zusammenarbeit zwischen Ihnen und Ihren ärztlichen und nichtärztlichen Helfern.

Beratung und Behandlungsplan

Eine eingehende und kompetente Aufklärung ist die unerläßliche Grundlage für den nächsten Schritt: Sie möchten nun erfahren, was Sie zu tun haben und was von außen für Sie getan werden kann. Dieser nächste Schritt kann nicht mehr allgemeingültigen Regeln folgen. Die Beratung und das Aufstellen eines Behandlungsplans muß auf Ihre ganz persönliche Situation Rücksicht nehmen, sie muß alle Ebenen, die biologische (medizinische Befunde, körperlicher Zustand) wie die psychische und die soziale, berücksichtigen. Ihr Tinnitus ist ja ein Problem, welches diese drei Ebenen betrifft: Er hat *körperliche* Auswirkungen wie Schlafstörungen, er belastet Sie *psychisch* und er belastet auch Ihr *soziales* Leben vom engsten Kreis der Partnerschaft, der Familie, der Freunde bis hin zu Ihrer beruflichen Situation. Die Art und das Ausmaß der Nebenbeschwerden wie Schwerhörigkeit, Schwindel und Lärmempfindlichkeit müssen in die Beratung miteinbezogen werden. Sie werden in vielen Fällen den Behandlungsplan entscheidend prägen. In den folgenden Kapiteln werden Sie immer wieder Angaben finden, die für Ihre ganz individuelle Situation zutreffen und Ihnen weiterhelfen können.

Begleitung

Haben Sie gemeinsam mit Ihrem Arzt einen Behandlungsplan aufgestellt, so kann er nur dann mit Erfolg realisiert werden, wenn Sie weiterhin regelmäßig begleitet und betreut werden. Auch mit dem besten Behandlungsplan dürfen Sie nicht sich selbst überlassen bleiben. Die auf Sie wartenden Aufgaben sind zu schwierig, als daß Sie allein damit zurechtkämen. Wer diese regelmäßige Begleitung übernimmt – Ihr Hausarzt, Ihr Ohrenarzt, der Audiologe, ein Psychologe oder ein Therapeut – muß im Einzelfall sorgfältig abgewogen werden. Wichtig ist die Regelmäßigkeit der begleitenden und unterstützenden Konsultationen. Es darf nicht sein, daß Sie erst um eine Konsultation nachfragen, wenn Sie aus irgendeinem Grund schon in ein Tief abgerutscht sind.

Es verhält sich wie in der Schmerztherapie: Unerträgliche Schmerzspitzen lassen sich nicht vermeiden, wenn man das Schmerzmittel erst bei starken Schmerzen einnimmt. Bis zum Wirkungseintritt vergeht ja nochmals eine gewisse Zeit. Es ist viel vernünftiger, regelmäßig ein Schmerzmittel einzunehmen, damit gar keine Schmerzspitzen entstehen.

Die Auswirkungen von Tinnitus

Es ist eine seit langem bekannte Tatsache, daß sehr viele Menschen unter Tinnitus leiden, daß aber nur ein Teil davon wirklich beeinträchtigt wird. Wir haben schon davon gesprochen. Sie wissen sicher, daß dies auch für den Schmerz zutrifft. Etwas abschätzig spricht man von Wehleidigkeit, wenn jemand einen Schmerz nicht aushält, den man nach den Normen unserer Gesellschaft tapfer ertragen müßte. Umgekehrt bewundert man die Tapferkeit eines Soldaten, der im Gefecht trotz schwerer Verwundung weiterkämpft und offensichtlich seine Schmerzen überhaupt nicht wahrnimmt.

Vorübergehender, kurzdauernder Tinnitus belästigt in der Regel niemanden. Auf der anderen Seite kann er wirklich krank machen. Dies scheint bei jedem zehnten Betroffenen der Fall zu sein. Vereinfachend könnte man sagen, daß jeder zehnte Tinnitus-Träger zum Tinnitus-Kranken wird. Man spricht dann von *dekompensiertem* Tinnitus. Dekompensierte Betroffene sind wegen ihres Leidens so eingeschränkt, daß sie ihr bisheriges normales berufliches und privates Leben nicht mehr ungestört weiterführen können.

Man könnte nun denken, es müsse von der *Lautheit* des Tinnitus abhängen, ob er den Träger zum Dekompensieren bringt oder nicht. Untersuchungen haben aber gezeigt, daß dem nicht so ist. Erstaunlicherweise scheint der Tinnitus bei allen Betroffenen etwa gleich laut zu klingen. Bei der Tinnitometrie mißt man regelmäßig eine subjektive Lautheit von 5–15 dB, unabhängig davon, ob jemand seine Ohrgeräusche klaglos erträgt oder ob er von ihnen in die Dekompensation getrieben wurde. 5–15 dB sind nicht laut, etwa so wie Blätterrauschen oder das Summen einer Mücke. Wie kann man sich das erklären? Es müssen offensichtlich andere Faktoren als die Tinnitus-Lautheit darüber bestimmen, wie stark jemand darunter leidet. Auch die anderen Tinnitus-Eigenschaften, ob er sehr hochfrequent ist, ob er in seinem Charakter dauernd wechselt, ob er besonders schrill klingt, bestimmen nicht, wie belastend er für den Betroffenen ist. Die entscheidenden Faktoren scheinen also mit dem Tinnitus selbst recht wenig zu tun zu haben, sondern damit, wie er wahrgenommen wird. Dabei spielt das Umfeld eine große Rolle. Es können dies medizinische Probleme sein, auf die wir noch näher eingehen wollen, es kann aber auch Streß jeder Art sein. Sorgen und Streß *verursachen* keinen Tinnitus, sie *verschlimmern* aber dessen *Auswirkungen*. Betroffene erzählen immer wieder, wie ihre Geräusche unter Streß scheinbar lauter und schlechter erträglich werden. Scheinbar lauter deshalb, weil sich bei der Tinnitometrie die subjektive Lautheit überhaupt nicht ändert. Umgekehrt geben diese Patienten ebenso häufig an, ein Aufenthalt im Freien, ein Spaziergang vermindere die scheinbare Tinnitus-Lautheit. Körperliche Anstrengung und Alkohol werden von den Betroffenen in ihrer Auswirkung auf den Tinnitus individuell verschieden empfunden: Bei manchen wirken sie verstärkend, bei anderen erleichternd. Aus diesen Betrachtungen läßt sich schließen, daß es sehr von der persönlichen Situation abhängt, welche Faktoren für die Störwirkung des Tinnitus eine entscheidende Rolle spielen. Wir haben dies schon bei der Besprechung des Hörvorgangs gesehen: Ein gleiches äußeres Schallereignis löst je nach der Situation eine ganz unterschiedliche Wahrnehmung aus. Sie erinnern sich an unser Rasenmäher-Beispiel. Das gleiche gilt auch für die Wahrnehmung des Tinnitus.

Oft sind es die *Auswirkungen* des Tinnitus, nicht die Ohrgeräusche selbst, welche im Sinne eines Teufelskreises den Tinnitus verstärken. Dies gilt vor allem für die Schlafstörungen und die erhöhte Ermüdbarkeit. Wer wegen seiner Ohrgeräusche nicht einschlafen kann, immer wieder erwacht und sich stundenlang im Bett wälzt, denkt notwendigerweise an den nächsten Tag und wie wenig leistungsfähig er dann sein wird. Daß in einer solchen Nacht jedes Ohrgeräusch doppelt laut erscheinen muß, ist leicht einzusehen. Viele Tinnitus-Betroffene, die dekompensieren, geraten nach einer Reihe gestörter Nächte in ein chronisches Schlafmanko, dessen Beseitigung den Zustand sofort wieder bessert. Aber auch ohne Schlafstörung klagen viele Betroffene über eine erhöhte Ermüdbarkeit und Konzentrationsschwäche bei angestrengter Arbeit. Wenn wir daran denken, daß Ohrgeräusche von unserer Wahrnehmungskapazität von 3 Byte pro Sekunde in schweren Fällen dauernd einen Teil besetzen, so läßt sich leicht einsehen, daß Tinnitus müde machen und die maximale Konzentration behindern kann. Dies ist besonders oft der Fall, wenn eine gleichzeitige Höreinbuße schon eine dauernd angespannte Aufmerksamkeit erfordert.

Häufige Auswirkungen des Tinnitus sind Reizbarkeit und andere, auch der Umgebung auffallende Veränderungen der Persönlichkeit. Viele schwer Tinnitus-Betroffene beginnen, sich von sozialen Kontakten abzuschotten, auch wenn sie früher durchaus gesellig waren. Dies ist eine Entwicklung, die ein Behandlungsplan unbedingt verhindern muß.

Tinnitus kommt selten allein: Nebenprobleme des Tinnitus

Tinnitus kommt selten als einzige Beschwerde vor. Daß er häufig mit Schwerhörigkeit verbunden ist, haben wir schon gesehen. Oft aber bestehen auch Schwindel, abnorme Lärmempfindlichkeit und andere Beschwerden, die in wechselndem Maß zum Leidensdruck beitragen. Die scheinbaren Nebenprobleme sind oft die wahren Probleme, und der Tinnitus wird nur in den Vordergrund geschoben, weil er dauernd wahrgenommen wird, während die Nebenprobleme nicht so konstant in Erscheinung treten. Jeder Patient muß deshalb sehr eindringlich nach möglichen Nebenproblemen befragt werden.

Schwerhörigkeit
Die häufigste Nebenbeschwerde ist die *Schwerhörigkeit* (Umfragen unter Tinnitus-Betroffenen in verschiedenen Ländern ergaben im Mittel eine Häufigkeit von 80%). Dies ist verständlich, ist doch ein Innenohrschaden die häufigste Ursache von Tinnitus. Die Hälfte der schwerhörigen Tinnitus-Betroffenen gibt an, die Hörbehinderung wiege für sie schwerer als der Tinnitus. Die Auswirkungen einer Hörbehinderung werden oft unterschätzt. So wie Tinnitus ist auch die Hörbehinderung ein unsichtbares Leiden: Man wirkt gesund, und niemand fühlt sich verpflichtet, Rücksicht zu nehmen, im Gegensatz zu den von weitem erkennbaren Behinderungen wie Sehschwierigkeiten oder Gehbehinderungen. Jedermann eilt spontan zu Hilfe, wenn ein offensichtlich Seh- oder Gehbehinderter die Straße überqueren will. Ein Hörbehinderter dagegen muß seine Kontaktpersonen dauernd auf seine Behinderung aufmerksam machen. Dies ist an und für sich schon demütigend. Noch schlimmer ist die Erfahrung, daß selbst in der eigenen Familie die Hörbehinderung immer wieder vergessen wird. Eine Zeitlang wird übertrieben laut gesprochen,

aber die Rücksicht versandet rasch. Notwendigerweise resigniert der Hörbehinderte; er beginnt, alle sozialen Kontakte zu vermeiden. Vereinsamung ist häufig das unverdiente Resultat der mangelnden Rücksicht der Umgebung.

Kommt zu den Problemen der Schwerhörigkeit noch ein Tinnitus hinzu, so wird dieser verständlicherweise schlechter ertragen als von einem normal Hörenden. Er erinnert dauernd an die Folgen der Hörbehinderung, er weckt ständig die Angst, das Gehör könnte noch schlechter werden. Oft wird er fälschlicherweise als Ursache der Schwerhörigkeit angesehen. Es spielt auch eine Rolle, daß hochgradig Schwerhörige zwar ihren Tinnitus, nicht aber die Umgebungsgeräusche hören. Er bekommt ganz von selbst ein Gewicht, das ihm bei Normalhörigkeit nicht in diesem Maß zukommen würde. Tinnitus bei hochgradiger Schwerhörigkeit ist deshalb ein ganz besonders belastendes Schicksal. Aber selbst in solchen schwierigen Fällen kann man mit einer optimalen Rehabilitation das Tinnitus-Leiden in den Griff bekommen.

Lärmempfindlichkeit

Am zweithäufigsten ist Tinnitus von *abnormer Lärmempfindlichkeit* (Hyperakusis) begleitet. In einer Schweizer Umfrage wird sie von 74% der Tinnitus-Betroffenen angegeben. Sie äußert sich darin, daß selbst gewöhnliche Alltagsgeräusche unerträglich laut empfunden werden. Dies betrifft nicht nur das Zuschlagen einer Tür, sondern auch Küchengeräusche, ja sogar das Jauchzen der eigenen Kinder. Die abnorme Lärmempfindlichkeit hat meistens ihre Ursache darin, daß bei jedem Innenohrschaden der Dynamikbereich im Frequenzbereich des Schadens erniedrigt ist. Dynamikbereich ist jener Lautstärkebereich, der zwischen der Hörschwelle und der Unbehaglichkeitsschwelle liegt, wo sich die Sprache überschlägt und an Verständlichkeit verliert. *Abbildung 4* zeigt Ihnen ein normales Hörfeld und eines mit eingeschränktem Dynamikbereich.

Sie können Ihren Dynamikbereich an jedem Radio erleben. Wenn Sie den Lautstärkeregler ganz langsam aufdrehen, erreichen Sie zuerst die Hörschwelle: Die Sprache wird eben hörbar, Sie verstehen aber noch nichts. Dann kommt ein mittlerer Bereich, wo die Sprache angenehm klingt und gut verständlich ist. Drehen Sie weiter, wird die Sprache unangenehm laut und verliert zunehmend an Verständlichkeit. Ein Hochtonschwerhöriger mit einge-

Normales Hörfeld

Frequenz, Hz: 125, 250, 500, 1000, 2000, 4000, 8000

Hörschwelle

Vibration

Hörfeld

Ultraschall

Schallintensität, dB: 0, 20, 40, 60, 80, 100

Unbehaglichkeits-
schwelle

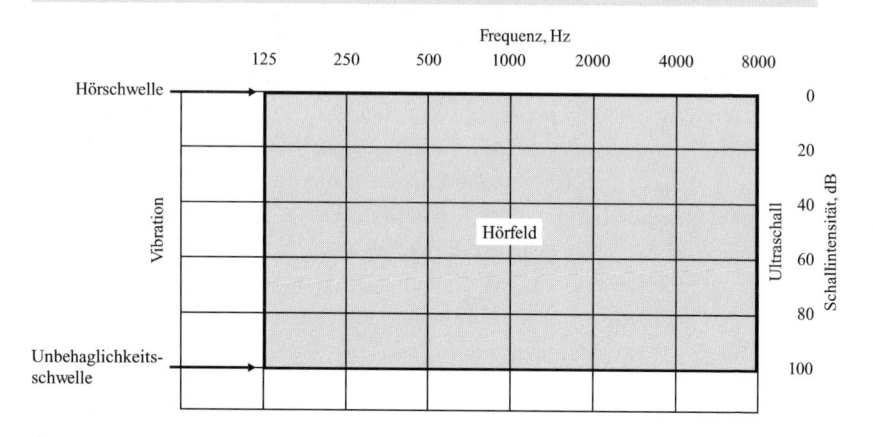

Eingeschränkter Dynamikbereich bei einer Lärmschwerhörigkeit

Frequenz, Hz: 125, 250, 500, 1000, 2000, 4000, 8000

Hörschwelle

Dynamikbereich

Schallintensität, dB: 0, 20, 40, 60, 80, 100

Unbehaglichkeits-
schwelle

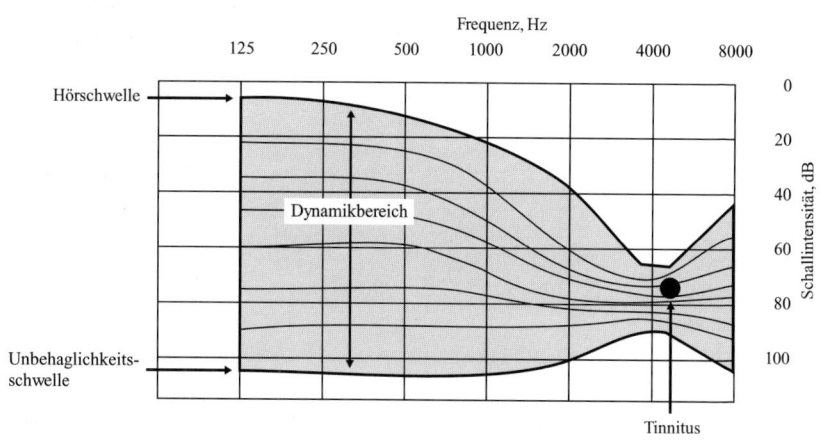

Tinnitus

Abb. 4. Normales Hören und Lärmschwerhörigkeit.

schränktem Dynamikbereich hört leise Töne und Geräusche im Hochtonbereich nicht. Überschreiten sie jedoch eine gewisse Lautstärke, so hört er sie ebenso laut wie ein Normalhörender, ja sogar noch lauter. Für den Schwerhörigen bedeutet dies, daß allzu laute Sprache unverständlich und fast schmerzhaft klingt. Man muß deshalb im Gespräch mit einem Schwerhörigen jene Lautheit finden, die ihm angenehm ist – lautes Schreien nützt nichts.

Umfragen haben gezeigt, daß für 70% der Tinnitus-Betroffenen die begleitende Lärmempfindlichkeit schwerer wiegt als der Tinnitus.

Es kommt die an und für sich verständliche Angst hinzu, laute Geräusche würden den Tinnitus verstärken. Diese Angst verstärkt ihrerseits die Lärmempfindlichkeit. Ein Teufelskreis kommt in Gang, und im Extremfall nimmt er ein invalidisierendes Ausmaß an: Jede Arbeit, aber auch soziale Kontakte werden unmöglich, da alle Geräusche bei dem Betroffenen schwerstes Unbehagen und Angst auslösen. Von der audiologisch erklärbaren erhöhten Lärmempfindlichkeit bis zur übersteigerten Angst vor jedem Geräusch (Phonophobie) ist es nur ein kleiner Schritt. In schwersten Fällen springt die panische Angst vor Lärm auch auf andere Sinneseindrücke über: Jeder Reiz, sei er akustisch, optisch oder eine Berührung, ist für den Betroffenen ein nicht mehr erträgliches Geschehen. Wie sich eine solche extreme Überreizbarkeit auf das Leben des Betroffenen auswirkt, läßt sich leicht denken.

Auch Tinnitus-Betroffene mit *normalem* Gehör können eine solche abnorme Lärmempfindlichkeit aufweisen. Wie es hier zu diesem Phänomen kommt, ist noch unklar.

Schwindel

Die dritthäufigste Nebenbeschwerde bei Tinnitus ist *Schwindel*. Es ist hier nicht der Ort, auf alle Schwindelformen im einzelnen einzugehen. Ein dauerndes Unsicherheitsgefühl im Kopf beeinträchtigt das Lebensgefühl schwer. Noch schwerer wiegen starke Drehschwindelanfälle wie etwa bei der Menièreschen Krankheit. Drehschwindel bedeutet Weltuntergang; man ist ihm völlig hilflos ausgeliefert. Schwindelpatienten mit Tinnitus leiden dann doppelt: Der Tinnitus erinnert sie dauernd daran, daß in ihrem Kopf etwas nicht in Ordnung ist. Es ist deshalb alles daran zu setzen, den Schwindel mit medizinischen Maßnahmen in den Griff zu bekommen. Die Aussichten dafür sind nicht schlecht. Am schwersten haben es Patienten mit Menièrescher Krankheit, denn sie leiden sowohl unter Tinnitus als auch unter Schwerhörigkeit und Schwindel. Begreiflich, daß die Summe dieser Beschwerden nicht leicht zu ertragen ist.

Störungen des Bewegungsapparates

Unter den weiteren Nebenbeschwerden sind *Störungen im Bewegungsapparat* von Kopf und Hals zu erwähnen. Man weiß, daß Nackenprobleme und Probleme des Kauapparates (z. B. nächtliches Zähneknirschen = Bruxismus) bei Tinnitus-Patienten häufiger vorkommen als in der Durchschnittsbevölkerung. Im Einzelfall läßt sich aber nicht entscheiden, ob Muskelverspannungen im Nacken oder in den Kaumuskeln den Tinnitus verstärkt oder sogar ausgelöst haben oder ob sie als Folge des Tinnitus zu betrachten sind. Wenn wir irgendwo Schmerzen verspüren, reagieren wir ja auch mit Muskelverspannungen. Der Begriff «schmerzverzerrtes Gesicht» ist allen geläufig.

Obwohl die Zusammenhänge zwischen dem Bewegungsapparat und Tinnitus noch unklar sind, empfiehlt es sich doch, bei den Betroffenen alle Maßnahmen einzuleiten, die solche Störungen günstig beeinflussen können. Wir werden auf diesen Punkt später genauer eingehen und zeigen, daß diese Seite der Tinnitus-Problematik selten mit einfachen lokalen physiotherapeutischen Mitteln gelöst werden kann. Muskelverspannungen im Nacken sind oft streßbedingt und sollten deshalb ganzheitlich betrachtet und behandelt werden. Der Bewegungsapparat ist unser wichtigstes Ausdrucksmittel für unsere Stimmung – dies wird häufig vergessen. Dabei spiegelt er nicht nur unsere momentane Befindlichkeit wider: In Form von Muskelverkürzungen zeigt unser Bewegungsapparat auch die Spuren unserer psychischen Vergangenheit. Wer in der Jugend dauernd den Kopf einziehen mußte, büßt dies oft sein Leben lang mit Nackenbeschwerden. Über diese Zusammenhänge und die Möglichkeiten einer ganzheitlichen Körpertherapie finden Sie in den entsprechenden Abschnitten am Schluß dieses Buches nähere Aufschlüsse.

Depression

Eine sehr ernste Folge bei Tinnitus kann die *Depression* sein. Wer sein Leben wegen des Tinnitus nicht mehr lebenswert findet, wer verzweifelt und sogar mit dem Gedanken spielt, seiner Qual mit Selbstmord ein Ende zu setzen, der braucht dringend Hilfe. Man kann sich auch mit der größten Willensanstrengung nicht selbst aus einer Depression herausziehen. Dabei ist es völlig unerheblich, ob sie wirklich durch den Tinnitus oder durch andere Faktoren, eventuell sogar durch eine erbliche Belastung bedingt ist. Gutes Zureden hilft nicht, verstärkt sogar noch das Gefühl des Versagens.

Für Depressionen, die nachweisbar und unabhängig von der psychiatrischen Klassifizierung einer chemischen Störung im Gehirn entsprechen, gibt es nur ein wirksames Mittel, nämlich entsprechende Medikamente, welche die gestörte Hirnchemie wieder normalisieren.

Viele Depressive sträuben sich dagegen, weil sie aus eigener Kraft gesund werden möchten. Dieser Meinung ist aber strikt zu widersprechen. Gegen Depressionen gerichtete Medikamente machen nicht süchtig und verändern die eigene Persönlichkeit nicht.

Die Frage nach dem Sinn:
Ist Tinnitus eine psychosomatische Krankheit?

Sie haben sich sicher schon Gedanken gemacht, was Ihr Tinnitus *bedeuten* könnte. Mit diesen Gedanken sind Sie nicht allein. Betroffene äußern sie fast regelmäßig. Sie sind ein guter Ansatz zur Bewältigung der Probleme, die Ihnen Ihre Ohrgeräusche verursachen. Wir haben schon gesehen, daß nicht alle Betroffenen gleich stark unter ihren Ohrgeräuschen leiden, obwohl die Tinnitus-Messung sich immer im gleichen Rahmen bewegt. Es wird deshalb oft die Frage gestellt, ob Tinnitus eine psychosomatische Krankheit sei. Die Vermutung ist falsch, wenn Sie unter psychosomatisch verstehen, Tinnitus könne wegen psychischer Probleme gewissermaßen aus heiterem Himmel entstehen. Sie ist aber richtig, wenn wir berücksichtigen, daß Tinnitus nicht isoliert von der Person seines Trägers betrachtet werden darf. Der von Tinnitus ausgelöste Leidensdruck hängt stark davon ab, wie Sie sich fühlen. Psychische oder soziale Probleme können allein keinen Tinnitus hervorrufen. Er ist immer auch eine körperliche Störung und kein Hirngespinst. Zusätzliche Probleme verschlimmern ihn, indem Sie dann stärker darunter leiden. Wenn Sie nach der Bedeutung des Tinnitus fragen, so machen Sie sich auf die Suche nach Problemen, die Ihr Leiden verschlimmern. Dieses Suchen ist wertvoll. Gehen Sie ruhig darauf ein, denn es spielt eine entscheidende Rolle, wie Sie Ihren Tinnitus in den Rahmen Ihrer übrigen Probleme einordnen. In einem zweiten Schritt sollten Sie sich dann überlegen, wie Sie mit Ihrem Tinnitus umgehen: Manche Betroffene haben ihn als *Mahner* verstehen gelernt. Der Körper zieht gewissermaßen die Notbremse, ein Warnlicht leuchtet auf, und es liegt an Ihnen, die notwendigen Konsequenzen zu ziehen. Man gibt Tinnitus-Betroffenen oft den Rat, Streß zu vermeiden. Er ist jedoch unvermeidlich, wir können kein streßloses Leben führen. Wir sind aber in der Lage, *überflüssigen* Streß zu vermeiden.

> Denken Sie darüber nach, wo Sie in Ihrer Situation, in Ihrem Leben, überflüssigen Streß erdulden. Nehmen Sie sich Zeit für diese Suche. Sie wird bestimmt erfolgreich sein, und handeln Sie danach!

Manchmal wird der Tinnitus als *Sündenbock* mißbraucht. Er ist aber nicht allein schuld an Ihren Sorgen – so einfach dürfen Sie sich die Sache nicht machen. Der Tinnitus gibt Ihnen Gelegenheit, etwas zu verändern.

> Prüfen Sie sich selbst, ob Sie fähig sind, diesen Schritt zu tun. Veränderungen brauchen Mut. Wir wünschen Ihnen, daß Sie ihn aufbringen.

Es wird sich lohnen, und Ihr Befinden wird Ihnen rasch signalisieren, ob Sie auf dem rechten Weg sind. Natürlich ist es manchmal nicht einfach, Veränderungen vorzunehmen, ohne bei anderen anzustoßen. Ihre Umgebung wird es vielleicht mit Stirnrunzeln zur Kenntnis nehmen, wenn Sie eine für Sie wichtige und notwendige Veränderung verwirklichen wollen oder wenn Sie sogar sich selbst verändern. Denken Sie in einer solchen Situation daran, daß niemand seinen Nächsten richtig lieben kann, wenn er nicht auch sich selbst liebt. Wägen Sie sorgfältig ab, ob Sie vielleicht aus Rücksicht auf Ihre Angehörigen oder auf ethische und religiöse Prinzipien etwas unterlassen, was Ihnen bei der Bewältigung der Probleme mit Ihren Ohrgeräuschen helfen könnte.

Manchmal gerät ein Betroffener in Gefahr, seinen Tinnitus als *Entschuldigung* zu mißbrauchen, um die Lösung anstehender Probleme nicht in Angriff nehmen zu müssen oder um sie sogar zu verdrängen. Eine weitere Gefahr kann auch darin bestehen, daß Betroffene ihren Tinnitus dazu benutzen, *Zuwendung und Aufmerksamkeit* zu erlangen. Es gibt manchmal Lebenssituationen, in denen man unbewußt ein Leiden betont, damit man von seiner Umgebung überhaupt wahrgenommen und respektiert wird. In einem solchen Fall wäre es dringend notwendig, nach anderen Wegen zu suchen, wie Sie zu Ihrem Recht kommen könnten.

Zum Mut für notwendige Veränderungen gehört auch die Fähigkeit, etwas loszulassen. Wer nach einem neuen, tragfähigeren Halt greifen will, muß zuerst den alten Halt aus den Händen geben. Das ist nicht immer leicht. Viele Betroffene können es nicht annehmen, daß der Tinnitus in ihr Leben eingetreten ist und eine völlig neue Lebenseinstellung verlangt. Wer erleben muß, daß er nicht mehr so ist wie früher, wird dies nicht leicht hinnehmen. Es kommt ein Prozeß in Gang, den man als Trauerarbeit betrachten muß. Der Abschied vom früheren, nicht von Tinnitus beschatteten Dasein ist ein Verlust, der in den bekannten Stufen jeder Trauerarbeit abläuft: Zuerst wird man den Verlust nicht wahrhaben wollen, dann wird man sich dagegen auflehnen, ja Wut entwickeln. Erst langsam wird man fähig, das Gefühl der Trauer aufkommen zu lassen. Sie ist die notwendige Voraussetzung dafür, den neuen Zustand anzunehmen und sich so einzurichten, daß das Leben trotzdem lebenswert bleibt. Viele Betroffene, die soweit gekommen sind, gehen noch einen Schritt weiter: Sie beginnen, sich mit ihren Leidensgenossen solidarisch zu fühlen; sie setzen sich im Rahmen von Selbsthilfeorganisationen für andere Betroffene ein.

Das ist notwendig, denn Tinnitus-Betroffene stoßen in der Öffentlichkeit auf wenig Verständnis. Dabei spielen unbewußt auch ökonomische Gesichtspunkte eine Rolle: Eine Störung des Sehvermögens vermindert die Arbeitsfähigkeit stärker als eine Höreinbuße. Deshalb wird eine Brille viel leichter akzeptiert als ein Hörgerät, dessen Gebrauch von vielen Leuten als herabsetzendes Merkmal empfunden wird. Aus diesem Blickwinkel ist es verständlich, wenn Tinnitus als unsichtbares, die Leistungsfähigkeit auf uneinsichtige Art beeinträchtigendes Leiden in unserer Gesellschaft so wenig Verständnis findet.

Prognose: Die Angst vor der Verschlimmerung

Für die meisten an Tinnitus Leidenden lautet *die* zentrale Frage, ob sich ihr Tinnitus in naher oder ferner Zukunft verschlimmern könnte. Den gegenwärtigen Zustand würden viele Betroffene noch akzeptieren. Sie leben aber in der dauernden Angst, ihre Ohrgeräusche könnten zunehmen, und eine weitere Zunahme würden sich nicht mehr verkraften: Sie würde ihr Leben vollends lebensunwert machen. Der Ursprung dieser Befürchtung liegt meistens darin begründet, daß ein anfänglich nur zeitweise vorhandener, vielleicht auch subjektiv nicht sehr lauter Tinnitus sich allmählich oder plötzlich zu einem kaum mehr erträglichen und dauernden Ärgernis verstärkte. Wer dies erlebt hat, fürchtet sich verständlicherweise vor weiteren derartigen Verstärkungsschüben.

Die Frage muß sehr ernst genommen und aufrichtig beantwortet werden: Die längere Beobachtung von Tinnitus-Betroffenen zeigt, daß die Tinnitometrie immer wieder die gleiche subjektive Lautheit ergibt, unabhängig davon, ob die Betroffenen ihre Ohrgeräusche als gleich laut, weniger laut oder lauter einstufen. Das zeigt, daß die *Basis* des Tinnitus sich nicht verändert. Was kann aus dieser Erfahrung geschlossen werden?

> Auch bei Ihnen werden zukünftige Messungen keine Zunahme der subjektiven Lautheit Ihres Tinnitus ergeben, selbst dann, wenn Ihre Schwerhörigkeit zunehmen sollte.

Diese Tatsache sollte Ihnen die Sicherheit geben, der Zukunft ohne allzu große Befürchtungen entgegenzugehen.

Allerdings kann es auch bei Ihnen zu Schwankungen der Tinnitus-Wahrnehmung kommen. Es kann sein, daß Ihre Schwerhörigkeit zunimmt und daß dann Ihre Ohrgeräusche scheinbar lauter hervortreten. Es kann auch sein, daß andere Probleme auf Sie zukommen, die Ihnen den – an und für sich gleichbleibenden – Tinnitus schwerer erträglich machen. Aber selbst dann wird die Situation keineswegs hoffnungslos. Auch in solchen Fällen zeigt die Erfahrung, daß geeignete Maßnahmen (siehe Kapitel «Das moderne Rehabilitationsprogramm...») Ihnen helfen werden, über die Krise hinwegzukommen. Die gleichbleibende subjektive Lautheit des Tinnitus zeigt, daß die Basis der Ohrgeräusche sich nicht verschlechtern wird. Die Aussichten auf eine Besserung werden deshalb auch im schlimmsten Fall nicht schlechter.

Versicherungsrechtliche Fragen

Die Auswirkungen des Tinnitus können nicht mit Geld wiedergutgemacht werden. Trotzdem kann Tinnitus (mit oder ohne die besprochenen Nebenprobleme) in manchen Fällen auch versicherungsrechtliche Fragen aufwerfen. Die Regelungen sind von Land zu Land unterschiedlich, und der Entscheidungsprozeß ist zum Teil noch im Gange. Sie können deshalb hier nicht im einzelnen besprochen werden. In den meisten Ländern hat sich die versicherungsrechtliche Stellung der Tinnitus-Betroffenen in den letzten Jahren stark gebessert. Es wird immer mehr anerkannt, daß Tinnitus auch ohne zusätzliche Behinderungen die Arbeits- und Erwerbsfähigkeit einschränken kann. Wie häufig dies der Fall ist, kann für Europa noch nicht mit Statistiken belegt werden. In den USA haben gemäß einer Umfrage 3,3% der befragten Betroffenen, deren Antworten ausgewertet werden konnten, wegen des Tinnitus ihren Beruf oder den Arbeitsort gewechselt. 4,3% waren zeitweise arbeitsunfähig, und 2,1% mußten die Erwerbstätigkeit ganz aufgeben. Diese Zahlen lassen die volkswirtschaftlichen Folgen von Tinnitus erahnen.

Je nach Land und beteiligter Versicherung wird unter gewissen Umständen nicht nur die verminderte Erwerbsfähigkeit entschädigt, sondern auch die verminderte Lebensqualität. Dies gilt vor allem, wenn eine Person oder eine Institution für die Schädigung haftbar gemacht werden kann, welche den Tinnitus ausgelöst hat.

Der Versicherungsschutz bei Tinnitus hat aber neben seinen guten Seiten auch eine Kehrseite, die wir ganz offen darlegen möchten: Ein schwebendes Entschädigungsverfahren ist keine gute Voraussetzung für den Tinnitus-Bewältigungsprozeß. Es ist menschlich verständlich, daß man seinen Tinnitus nicht verlieren kann, solange die sich daraus ergebenden Ansprüche nicht geregelt sind. Indirekt kann der Versicherungsschutz so eine Besserung verzögern oder gar verhindern. Wer in dieser Lage ist, darf dies nicht als Vorwurf auffassen. Es ist aber gut, zur realistischen Selbsteinschätzung diese fast unausweichlichen Mechanismen zu kennen.

Die moderne Tinnitus-Theorie als Grundlage einer Tinnitus-Bewältigung

Das bisher Dargelegte soll kurz zusammengefaßt werden, bevor wir einen Schritt weitergehen und davon sprechen können, was bei Tinnitus zu unternehmen, wie er zu beeinflussen oder gar zum Verschwinden zu bringen ist.

Sie haben gelernt, daß der Hörvorgang am besten verstanden werden kann, wenn man Begriffe aus der Computerwelt zu Hilfe nimmt. Die dauernd auf unser Ohr auftreffende Information entspricht einer enormen Datenmenge, die vom Innenohr in die Computersprache einzelner Nervensignale verschlüsselt wird. Im Gehirn erfolgt unter Mithilfe aller möglichen Zentren die schrittweise Aufarbeitung der Datenmengen, bis deren Sinn immer besser verständlich wird. Unter diesen sinnvoll umgewandelten akustischen Daten wird fortlaufend eine strenge Auswahl getroffen, und nur die wichtigsten Daten gelangen auf den Bildschirm unserer bewußten Wahrnehmung, der nur sehr beschränkte Datenmengen bewältigen kann. Vom bloßen Hören ist die Wahrnehmung sehr weit entfernt. Es kommt praktisch nur unter experimentellen Bedingungen vor.

Die Arbeitsweise des Gehirns: Hardware und Software

Wenn wir uns nun noch etwas genauer überlegen, auf welche Weise das Gehirn aus dem bloß Gehörten sinnvolle Wahrnehmungen herausarbeitet, so wird im Vergleich zum Computer sofort klar, daß dies keine Sache der Hardware sein kann, sondern eine Sache der Software. Das Innenohr, die Fasern des Hörnerven und die Zentren und Bahnen des zentralen Teils des Hörsystems sind Hardware. Sie sind gegeben, zwar störungsanfällig gegen Schädigungen jeder Art, aber sie sind nicht veränderlich im Sinne der Anpassungsfähigkeit. Man hat sich die Funktion des Gehirns bis vor kurzem als ein außerordentlich kompliziertes Netzwerk von linearen Verbindungen vorge-

Hardware =	Sinnesorgane	Subkortikale Gehirnzentren und -Bahnen	Hirnrinde (Ort der bewußten Wahrnehmung)
Datenfluß =	Aufnahme der Sinnesreize, Umwandlung in Daten	Datenverarbeitung und -Auswahl durch subkortikale Software-Programme	bewußte Wahrnehmung

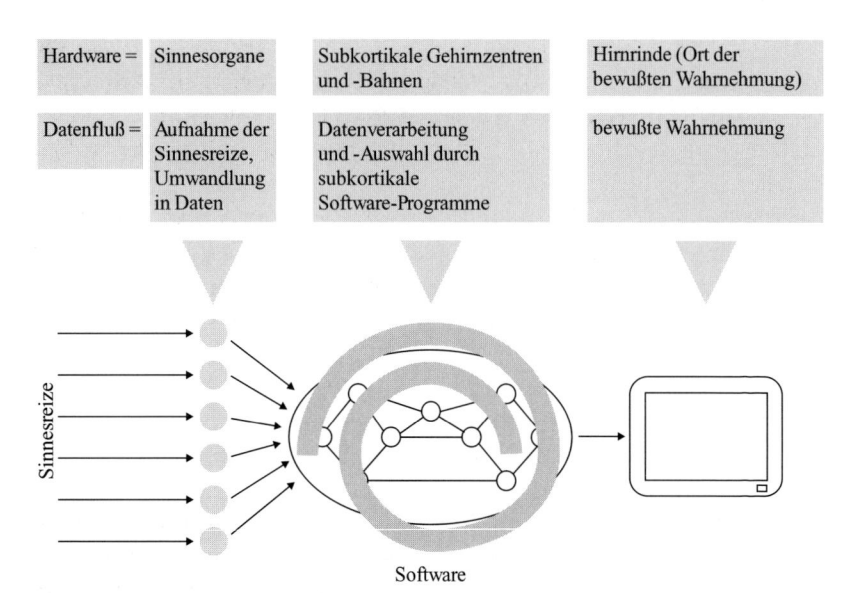

Abb. 5. Hardware und Software der Wahrnehmung.

stellt *(Abb. 5).* An den unzähligen Knotenpunkten werden für die in Nervenaktionspotentiale verschlüsselten Informationen die Weichen gestellt, wohin sie weitergeleitet werden sollen. Nach welchen Prinzipien die Knotenpunkte der Nervenzellen ihre Weichen stellen, kann eine derart statische Vorstellung des Gehirns nur ungenügend erklären. Nur wenn man zusätzlich den Begriff der Software mit ihren Programmen einführt, erhält man eine Vorstellung, die mit unserer Erfahrung übereinstimmt.

Software ist anpassungsfähig und veränderlich.

Sie können Ihren Computer mit den verschiedensten Programmen laden, sie abändern oder sogar löschen. Offensichtlich braucht auch das Gehirn Software-Programme, um seine Aufgabe zu erfüllen. Es müssen Programme existieren, welche aus der Rohinformation (dem Gehörten) die bewußten Wahrnehmungen herausarbeiten, Sinnvolles von weniger Wichtigem trennen, Verbindungen herstellen zum Gedächtnis und zum limbischen System. Ohne solche Programme wären wir nicht fähig zu lernen, uns einer neuen Situation anzupassen, überhaupt zu denken und Fortschritte zu machen. Die Software ist veränderlich, wie wir am Beispiel der nächtlichen Störung durch Züge gesehen haben. Sicher sind uns einige wichtige Programme von Geburt an gegeben, wahrscheinlich zum Teil sogar vererbt wie jenes, das uns vor der überflüssigen Wahrnehmung von Körpergeräuschen wie dem Herzschlag oder des Blutstroms schützt. In der Tierwelt gibt es solche erblich fixierten Programme zuhauf. Beim Menschen ist der Anteil der erworbenen Programme größer.

Die moderne Tinnitus-Theorie

Wenn wir diese leicht verständlichen Einsichten auf den Tinnitus übertragen, kommen wir zu einer neuen Tinnitus-Theorie, die viel mehr erklären kann als alle auf den Kenntnissen des Aufbaus (Morphologie), der Funktionslehre (Physiologie) und der Biochemie des Hörsystems beruhenden Theorien. Weil die Ohrgeräusche in mehr als der Hälfte der Fälle nicht verschwinden, wenn man den Hörnerven durchtrennt, muß auch der Tinnitus einem zentralen Software-Programm entsprechen – allerdings einem Programm, das wenig Sinn ergibt und bloß stört. Für Betroffene wirkt es sich aus wie ein eingeschleustes Virus-Programm, welches als Bildstörung auf dem Monitor der Wahrnehmung das klare Denken erschwert.

Die Erfahrung mit der Durchtrennung des Hörnerven bei Tinnitus zeigt aber noch etwas anderes: Es muß zwei verschiedene Arten von Tinnitus geben. Im ersten, häufigeren Fall läuft das lästige Tinnitus-Programm im Gehirn autonom ab, obwohl es ursprünglich von einem Innenohrschaden ins Leben gerufen wurde. Es hat sich wie ein Virusprogramm von seiner Quelle abgekoppelt. Im zweiten Fall verschwindet es, wenn man das Innenohr durch Durchtrennung des Hörnerven vom Gehirn isoliert. Man hat diese beiden Tinnitus-Arten als *zentral* bzw. *peripher* bezeichnet. Der Unterschied ist für Betroffene ohne Bedeutung, da heute niemand mehr bereit wäre, aufs Geratewohl bei einem schwer an Tinnitus Leidenden den gefährlichen Eingriff einer

Nervendurchtrennung vorzunehmen. Man würde dabei das Gehör opfern und könnte nicht garantieren, daß die Ohrgeräusche verschwinden. Glücklicherweise ist ein modernes Rehabilitationsprogramm bei peripherem und zentralem Tinnitus gleichermaßen wirksam.

Wenn man Betroffenen genau zuhört, stößt man immer wieder auf Beobachtungen, welche sich nur erklären lassen, wenn man Tinnitus als ein zentrales, d. h. im Gehirn und nicht mehr im Ohr sich abspielendes Geschehen betrachtet: So erzählen diese Patienten oft, daß ein anfangs eindeutig im Ohr wahrgenommenes Geräusch sich mit der Zeit vom Ohr löst und nicht mehr

Wie bessert sich ein Tinnitus:
Der Tinnitus wird nicht stetig leiser, aber die tinnitusfreien Intervalle werden immer länger.

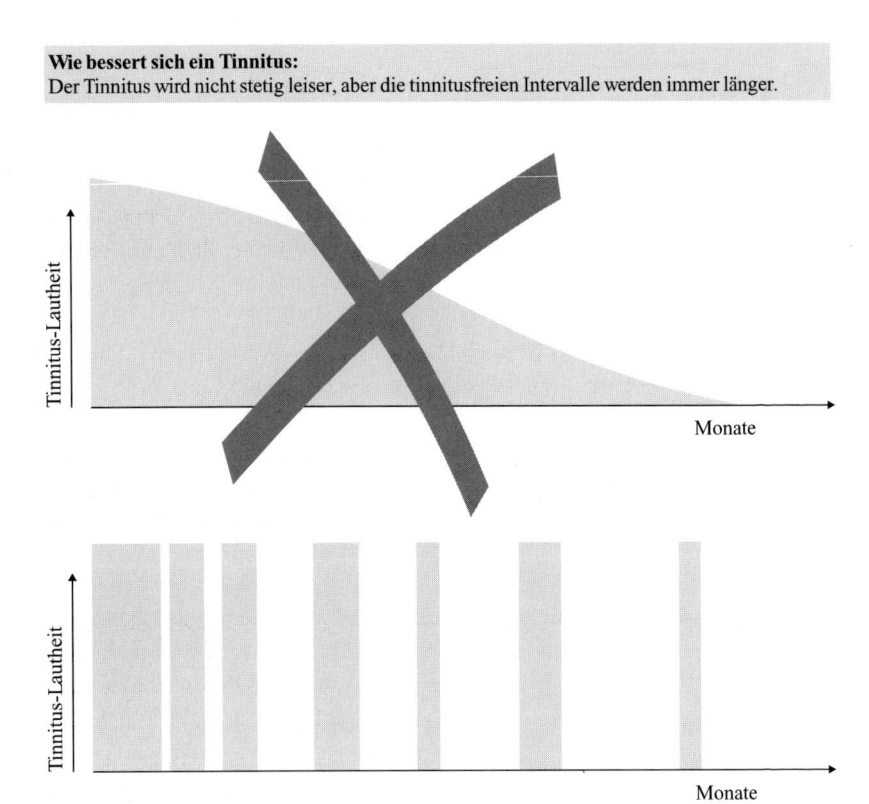

Abb. 6

Die moderne Tinnitus-Theorie als Grundlage einer Tinnitus-Bewältigung

näher lokalisiert werden kann. Ebenso spricht für die neue Theorie, daß eine Besserung sich nicht in einem langsamen Leiserwerden des Tinnitus äußert: Er bleibt subjektiv gleich laut, aber er wird immer seltener wahrgenommen, und die Tinnitus-freien Intervalle werden immer länger *(Abb. 6)*. Bei beidseitigen Ohrgeräuschen läßt sich der Tinnitus oft auf beiden Seiten mit einem nur einseitig angepaßten Masker verdecken. Auch das weist darauf hin, daß Tinnitus ein zentrales Geschehen sein muß.

Was kann ich mit der neuen Tinnitus-Theorie anfangen?

Die neue, neurophysiologische Tinnitus-Theorie verhilft nicht nur zum besseren Verständnis des Tinnitus, sondern sie eröffnet auch neue Wege für die Behandlung. Wissenschaftlich ausgedrückt besagt die Theorie, daß vom Innenohr nur eine Vorstufe von Tinnitus ausgeht und daß er erst subkortikal, d. h. in den unbewußten Teilen des Gehirns, entsteht. Wichtig ist nun, ob der subkortikal sich einnistende Tinnitus in die bewußte Wahrnehmung aufsteigt oder nicht.

Das Ziel einer Rehabilitation ist, den Tinnitus möglichst selten oder gar nicht mehr in die bewußte Wahrnehmung aufsteigen zu lassen.

Gelingt dies, kann von einer mehr oder weniger vollständigen Heilung gesprochen werden. Wenn Ihr Tinnitus nicht mehr als Störung auf dem Bildschirm Ihrer Wahrnehmung erscheint, so existiert er nicht mehr für Sie. Sie können dann die kostbare Kapazität Ihrer Wahrnehmung für Sinnvolleres einsetzen.

An dieser Stelle taucht natürlich die Frage auf, ob Tinnitus geheilt werden kann, solange er noch nicht in ein autonomes zentrales Programm übergegangen ist. Wenn dem so wäre, müßte man bei jedem plötzlich auftretenden Tinnitus auf eine sofortige intensive Frühbehandlung drängen. Die Frage wird im Kapitel über die Früh- und Spätbehandlung nochmals aufgenommen. Sie ist recht theoretisch, weil wir nicht wissen, wie rasch der Tinnitus im Einzelfall vom Ohr unabhängig wird und in ein autonomes zentrales Programm übergeht. Es ist also unklar, wie lange man von einer Frühbehandlung sprechen kann. Zudem wissen wir nicht, welche Behandlung Erfolg verspricht. Es ist auch zu berücksichtigen, daß nur etwa die Hälfte der Betroffenen einen akuten Beginn ihres Leidens erlebt. Bei den anderen trat er so allmählich auf, daß eine Sofortbehandlung gar nicht möglich war.

Die Einsicht, Tinnitus entspreche nicht einem Hardware-Problem, sondern einem unangenehmen und wenig sinnvollen Software-Programm im Gehirn, wird noch besser verständlich, wenn man ihn mit chronischem Schmerz vergleicht. Es gibt chronische Schmerzen, die wie Tinnitus ursprünglich eine klare somatische (körperliche) Ursache hatten, die sich dann aber als quälender Dauerschmerz fortsetzen, selbst wenn die Ursache schon längst ausgeheilt ist. Auch ein solcher chronischer Schmerz muß einem Software-Programm im Gehirn entsprechen, und es ist noch schwieriger als beim Tinnitus, ein solches zentrales Schmerzprogramm wieder rückgängig zu machen. Ebenso muß man die abnorme *Lärmempfindlichkeit* in den meisten Fällen als störendes zentrales Software-Progamm verstehen, besonders, wenn sich die Lärmempfindlichkeit auf harmlose Alltags- oder Berufsgeräusche ausdehnt. Ein störendes Programm weist dann solchen Geräuschen eine Alarmfunktion zu, die ihnen vernünftigerweise nicht zukommt.

Zentrale Programme sind veränderlich. Das gilt auch für das Tinnitus-Programm. Die moderne Tinnitus-Behandlung basiert auf dieser Einsicht. Die Tinnitus-Theorie könnte deshalb auch für die Behandlung *Ihrer* Ohrgeräusche praktisch wichtig werden. Wie dies möglich ist, werden wir im Kapitel über das moderne Rehabilitationsprogramm darlegen.

Therapie

**Grundsätzliches zur Tinnitus-Therapie:
Passive und aktive Methoden**

Alle therapeutischen Bemühungen sollten ein klar definiertes Ziel haben. Dies gilt generell, aber besonders gilt es bei Tinnitus. Eine erste Gruppe von Behandlungen – wir wollen sie die *passiven Methoden* nennen – zielt danach, die Ohrgeräusche zum Verschwinden zu bringen oder doch wenigstens zu lindern. Dazu gehören alle medikamentösen Tinnitus-Behandlungen, aber auch viele der nichtmedikamentösen Therapien. Die Gruppe ist charakterisiert durch zwei grundsätzliche Vorstellungen: 1. Tinnitus ist eine Störung oder eine Art von Krankheit, die es zu bekämpfen gilt; 2. Die Therapie sollte ohne aktive Anstrengung des Patienten wirken; er soll gewissermaßen passiv geheilt werden, so wie Sie mit einer Kopfschmerztablette den Kopfschmerz auslöschen können. Zu diesen passiven Methoden gehören auch alle Maskierungsmethoden, die versuchen, die Ohrgeräusche wenigstens zeitweise zu überdecken. Sie können aber nicht dauernd angewendet werden und heilen den Tinnitus auch nicht: Nach Absetzen der Behandlung ist er unvermindert wieder da.

Eine zweite Gruppe von Behandlungen bei Tinnitus – wir nennen sie die *aktiven Methoden* – zielt danach, dem Betroffenen Hilfe und Anleitung für eine aktive Selbsthilfe zu geben. Dazu gehören die Psychotherapie, alle sogenannten kognitiven Therapien (Anleitung des Patienten, über den Verstand mit seinem Problem fertig zu werden) sowie die Entspannungstherapien. Sie betrachten das Leiden nicht mehr als einen Feind, den es zu bekämpfen gilt; sie verlangen aber gerade damit sehr viel von den Betroffenen, welche verständlicherweise dazu neigen, ihren Tinnitus als einen Fremdkörper zu betrachten, den man entfernen sollte. Der Patient muß seine Einstellung grundlegend ändern, und dies gelingt Betroffenen nicht leicht. In schweren Fällen kann nur die Kombination aktiver und passiver Methoden Linderung oder gar Heilung bringen.

Solche *kombinierten Behandlungskonzepte* werden vor allem in Tinnitus-Kliniken angeboten. Es wird versucht, in mehrwöchigen Kuren mit einem breiten Therapieangebot individuell dort anzusetzen, wo eine Besserung erwartet werden kann. Neben Psychotherapie werden Physiotherapie, Medikamente, Masker und verschiedene Begleittherapien eingesetzt. Es ist nicht abzustreiten, daß sich die Mehrzahl der Patienten am Ende der Kur deutlich besser fühlt. Ein Nachteil solcher Klinikaufenthalte darf jedoch nicht unerwähnt bleiben. Die Kliniken können allein schon wegen der Distanz zum Wohnort keine Nachbegleitung anbieten. Der Patient wird zu Hause wieder die gleichen, vielleicht unbefriedigenden Verhältnisse vorfinden, denen er für 6–8 Wochen entfliehen durfte. Wenn es dem Patienten nicht gelingt, in dieser Schonzeit einen grundlegenden Schritt in der Tinnitus-Bewältigung zu tun, wird die Besserung nur kurze Zeit bestehen bleiben. Wir halten deshalb ein länger dauerndes Programm für günstiger, welches den Alltag der Tinnitus-Betroffenen begleitet und so lange fortgesetzt wird, bis eine stabile Besserung erreicht ist. Auf diese Weise können auch die Angehörigen des Betroffenen mit einbezogen werden. Gut informierte, mittragende Angehörige sind für jeden Tinnitus-Betroffenen eine große Hilfe.

**Theoretische Vorbemerkungen zur Bewertung
von Tinnitus-Therapien: Warum so viele divergierende Meinungen?**

Der Besprechung einzelner Therapiemethoden müssen einige grundsätzliche Überlegungen vorangestellt werden. Vieles davon haben Sie schon selbst erlebt, Sie haben sich aber wahrscheinlich noch nie näher damit befaßt. Aber nur aufgrund einiger theoretischer Kenntnisse können Sie verstehen, warum Tinnitus nicht so einfach heilbar ist wie eine Angina oder eine Mittelohrentzündung.

Sprechen wir zuerst von den *medikamentösen* Tinnitus-Therapien: Es gibt keine Medikamente, die Tinnitus mit gesicherter Wirksamkeit beeinflussen können. Unter gesicherter Wirksamkeit versteht man in der Medizin, daß ein Medikament bei einem klar definierbaren Prozentsatz der behandelten Patienten die erwünschte Wirkung entfaltet. Dieser Prozentsatz kann nie 100%

sein. Das Medikament ist aber um so besser, je näher es an diese Zahl herankommt. Ein Medikament, das nur bei wenigen behandelten Fällen wirksam ist, wäre unökonomisch und (wenn man noch unerwünschte Nebenwirkungen in Kauf nehmen muß) auch ethisch nicht zu verantworten. Zudem würde dann der Verdacht aufkommen, die in wenigen Fällen eintretende Wirkung sei gar nicht dem Medikament zuzuschreiben, sondern einer sogenannten Plazebo-Wirkung. Darunter versteht man die Tatsache, daß auch eine sicher unwirksame Substanz wie Traubenzucker bei einem beträchtlichen Prozentsatz der Patienten die gewünschte Wirkung erzielt, sofern es mit genügender Überzeugungskraft verabreicht und mit positiver Erwartungshaltung vom Patienten eingenommen wird.

Allerdings sind Plazebo-Effekte kaum längere Zeit wirksam. Sie lassen sich auch selten wiederholen. Deshalb sind sie für eine Tinnitus-Therapie von geringem Wert.

Es ist nicht leicht, eine Medikamentenwirkung von einer Plazebo-Wirkung zu unterscheiden. Bei den nichtmedikamentösen Behandlungen ist ihre Beurteilung noch viel schwieriger oder gar unmöglich.

Die Meßbarkeit des Therapieerfolgs bei Tinnitus

Das waren recht komplizierte Überlegungen, die scheinbar weit weg von Ihrem Tinnitus-Problem liegen. Und trotzdem müssen Sie diese Grundlagen kennen, um sich im Wirrwarr der angepriesenen medikamentösen oder anderweitigen Tinnitus-Therapien zurecht zu finden. Leider kommt nun noch eine zusätzliche Schwierigkeit hinzu, die wir Ihnen nicht ersparen können. Ob ein Medikament bei Tinnitus wirksam ist, scheint eine sehr simple Frage zu sein. In Wirklichkeit liegt aber gerade dort das Hauptproblem der Überprüfung von Tinnitus-Therapien. Viele Studien messen den Therapieerfolg mit der einfachen Angabe des Patienten, ob sich sein Tinnitus gebessert hat oder nicht. Das genügt nun aber absolut nicht für eine wissenschaftliche Überprüfung des Erfolgs. Noch einmal stoßen wir auf das leidige Problem der *Tinnitus-Mes-*

sung. Wie bereits erläutert, ergibt die Tinnitometrie bei praktisch allen Tinnitus-Betroffenen Lautheitswerte von weniger als 5–15 dB, unabhängig davon, ob sie gar nicht oder stark unter dem Tinnitus leiden. Diese Methode ist deshalb als Maß für einen medikamentösen Behandlungserfolg unbrauchbar. Nur ein völliges Verschwinden der Ohrgeräusche, also die Heilung des Tinnitus, wäre aussagekräftig. Eine Besserung kann mit dieser Meßmethode nicht erfaßt werden. Man hat deshalb Zuflucht zu komplizierten Fragebogen nehmen müssen, welche das Befinden und die Tinnitus-Auswirkungen meßbar machen sollen. Dazu werden die Methoden der *Psychometrie* angewendet. Sie erfordert psychometrische Fragebogen, die *alle Aspekte* einer Veränderung berücksichtigen. Sie sind aufwendig und die Gewichtung der erfaßten Faktoren bleibt willkürlich. Was wiegt schwerer: ein Rückgang der Schlafstörung, der Lärmempfindlichkeit, der subjektiven Störwirkung oder eine Besserung der allgemeinen Stimmungslage?

Zuletzt ist auch darauf hinzuweisen, daß man generell nicht immer alles als wahr und definitiv gesichert betrachten darf, was irgendwo gedruckt wurde. Nur wenn der Erfolg einer Methode von einem unabhängigen zweiten Team bestätigt werden konnte, kann man ungewollte Manipulationen bei der ersten Arbeit ausschließen. Oft ergeben solche Nachprüfungen ein gegenteiliges Ergebnis. Dies war leider so bei verschiedenen Tinnitus-Behandlungsmethoden mit anfänglich enthusiastischen Erfolgsmeldungen.

Zusammenfassung und Ausblick

All diese Probleme machen es sehr schwierig, den Erfolg der Behandlungsmethoden bei Tinnitus exakt abzuschätzen. Die Schwierigkeiten erklären, warum so viele unsichere oder sich sogar widersprechende Studienergebnisse in den wissenschaftlichen Zeitschriften, aber auch in den Laienmedien zu finden sind. Auch für die Ärzte ist es kompliziert, sich ein klares Bild zu machen. Manche anfänglich mit glänzenden Erfolgsquoten angepriesene Methode war innerhalb weniger Jahre wieder von der Bildfläche verschwunden, weil Nachprüfungen die ersten Erfolge nicht bestätigen konnten. Es ist anzunehmen, daß ein großer Teil der gegenwärtig diskutierten Methoden einem gleichen Schicksal entgegengeht. Dies ist ernüchternd, aber realistisch, gehen doch die meisten der gegenwärtigen Behandlungsversuche von der falschen Annahme aus, der Tinnitus sei ein Fehler im Innenohr, also in der Hardware.

Damit zielen sie von vornherein in eine falsche Richtung, da es doch darum geht, auf die Programme im Gehirn einzuwirken.

Trotz all dieser ernüchternden Überlegungen werden auch Sie immer wieder von einzelnen Betroffenen hören, diese oder jene Methode, dieses oder jenes Medikament habe geholfen oder gar den Tinnitus ausgelöscht. Jeder Ohrenarzt kann solche Fälle bestätigen, und die Berichte über die Methoden, welche die Heilung bewirkt haben, klingen oft märchenhaft. Zugegebenermaßen sind nach streng wissenschaftlichen Prinzipien solche Einzelfälle von Wunderheilungen – auch die märchenhaften und abstrusen – durchaus denkbar, aber sie helfen anderen Tinnitus-Betroffenen leider wenig, denn sie sind nicht übertragbar.

Früh- und Spätbehandlung von Tinnitus

Bei vielen Behandlungsmethoden wird betont, sie seien nur im Frühstadium wirksam. Im allgemeinen wird die Grenze des Frühstadiums mit drei Monaten angesetzt. Für einzelne Methoden werden sogar noch kürzere Zeitangaben (Stunden bis wenige Tage) vorgeschlagen. Diese Unterscheidung ist für Tinnitus-Betroffene von großer Tragweite. Viele Patienten verzweifeln fast bei der Vorstellung, sie hätten geheilt werden können, hätten sie sich zeitig gemeldet oder wären sie früh genug in die richtigen Hände geraten. Hat der erstbehandelnde Arzt auf solche Therapieversuche verzichtet, wird er aus der Sicht des Betroffenen zum Sündenbock, der schuld daran ist, daß der Tinnitus den Betroffenen ein Leben lang quält. Dieser Gedanke ist einfühlbar, und Sie dürfen sich kein schlechtes Gewissen machen, wenn er immer wieder auftaucht. Unzählige von Laien, aber auch von Ärzten verbreitete Zeitungsartikel und Fernsehsendungen vertreten die Meinung, Hörsturz und Tinnitus könnten im Frühstadium mit geeigneten Methoden (vor allem Infusionen) geheilt werden. In dieser absoluten Form ist diese Aussage aber nicht richtig. Den verantwortlichen Ärzten muß vorgeworfen werden, es sich mit dieser Aussage zu einfach zu machen. Beim Hörsturz ist es beispielsweise klar erwiesen, daß sich die angepriesenen Infusionen bei korrekter Überprüfung bei vielen Patienten als unwirksam herausgestellt haben. Das war eine große Enttäuschung. Es ist aber unverantwortlich, den Kopf in den Sand zu stecken und diese neuen Untersuchungen nicht zur Kenntnis zu nehmen. Die Täuschung kam dadurch zustande, daß Hörstürze in den ersten drei Monaten in einem guten Teil der Fälle (die Angaben gehen bis zu zwei Dritteln) sich spontan, d. h. auch ohne jede Behandlung, von selbst erholen. Nimmt man gewisse Spezialfälle wie den seltenen, auf Kortison ansprechenden Hörsturz aus, so gibt es heute nur noch wenige Behandlungsmethoden wie z. B. die Sauerstoff-Überdruckbehandlung, welche *möglicherweise* im Frühstadium wirksam sind.

Die Chance, daß Sie von einer frühzeitigen Hörsturz- oder Tinnitus-Behandlung von Ihren Ohrgeräuschen befreit worden wären, ist nach dem heutigen Wissensstand ausgesprochen gering.

Es hat deshalb keinen Sinn, wenn Sie sich grämen und einer vermeintlich verpaßten Heilungschance nachtrauern. Ganz überflüssig sind solche Gedanken, wenn sich Ihr Tinnitus nicht akut, sondern allmählich eingestellt hat. Dies ist bei etwa der Hälfte aller Betroffenen der Fall. Über Frühbehandlung kann man aber nur in jenen Fällen diskutieren, in denen die Ohrgeräusche plötzlich auftraten.

Verwenden Sie deshalb Ihre Energie und Ihre Zeit nicht für die Vergangenheit, sondern heben Sie sie auf für ein sinnvolles und erfolgversprechendes Behandlungsprogramm!

Bei Tinnitus häufig verwendete Medikamente

Umfragen ergaben, daß fast jeder Tinnitus-Patient eine Zeitlang medikamentös behandelt wurde, obwohl die meisten Ärzte bei der Verordnung offen zugeben, ein durchschlagender Erfolg werde sich vermutlich nicht erreichen lassen. Am häufigsten werden Medikamente verordnet, welche die *Innenohrdurchblutung* verbessern sollen. Ob sie diese Wirkung wirklich haben, ist umstritten. Zudem geht im Tierversuch eine verbesserte Durchblutung nicht immer mit einer besseren Sauerstoffversorgung einher. Den Tinnitus können diese Medikamente sowohl im Frühstadium wie im chronischen Stadium nur selten beeinflussen. Deshalb sollte man auf diese Mittel nicht allzugroße Hoffnung setzen. Von dieser Regel gibt es Ausnahmen. Zum Beispiel ist bei der Menièreschen Krankheit eine medikamentöse Behandlung mit Betahistin angeraten.

Die *Infusionsbehandlung* von Hörsturz und akut auftretendem Tinnitus wurde schon erwähnt. Sie wird in den Medien als Notfallbehandlung vorgeschrieben. Dabei wird verschwiegen, daß die Infusionsbehandlung gar nicht definiert ist. Jede Klinik gibt eine andere Medikamentenmischung in die Infusion. Die gängigsten Infusionsmittel sind aber nachgewiesenermaßen sowohl bei Hörsturz als auch bei Tinnitus unwirksam.

Unter den medikamentösen Behandlungen nimmt die *Lidocain*-Therapie eine Sonderstellung ein. Lidocain ist in gewissen Fällen in der Lage, Tinnitus vorübergehend auszulöschen, aber nur dann, wenn es in genügender Konzentration ins Innenohr eingebracht werden kann. Dies ist leider nicht möglich, wenn Lidocain oder eine ähnliche chemische Substanz in Tablettenform eingenommen wird. Patienten, die bei einem Lidocain-Test (intravenöse Injektion) mit einer Linderung des Tinnitus reagieren, werden deshalb manchmal mit einem Ersatzmittel (Antiepileptikum) behandelt. Die Erfolge sind aber unbefriedigend, und beträchtliche Nebenwirkungen müssen in Kauf genommen werden. Die Lidocain-Idee wird deshalb an den meisten Zentren nicht mehr weiterverfolgt.

Diese negative Bilanz spiegelt sich auch in Umfrageergebnissen wider.

Selten weiß ein Tinnitus-Patient von einer medikamentösen Behandlung etwas Gutes zu berichten. Die Einsicht, daß bis heute kein erwiesenermaßen Tinnitus-wirksames Medikament existiert, bedeutet nun nicht, daß im Einzelfall ein Betroffener nie Medikamente erhalten sollte. Diese sind dann aber nicht direkt gegen den Tinnitus gerichtet, sondern gegen seine Nebenprobleme oder Auswirkungen. Daß zum Beispiel eine Depression unbedingt medikamentös behandelt werden muß, wurde schon mit allem Nachdruck festgehalten. Ebenso braucht eine schwere Schlafstörung wenigstens vorübergehend eine Schlafmittelbehandlung. Umgekehrt ist es selbstverständlich, daß bei Tinnitus alle Medikamente abgesetzt werden müssen, welche Tinnitus verursachen. Dies gilt manchmal schon für die als harmlos eingestuften Salizylatpräparate, auf jeden Fall aber für chininhaltige Mittel, welche z. B. bei nächtlichen Wadenkrämpfen verordnet werden.

Nichtmedikamentöse Tinnitus-Behandlungen

Die *Sauerstoff-Überdruckbehandlung* haben wir schon erwähnt. Solange weder ihre Wirksamkeit noch ihre Unwirksamkeit bei Frühstadien von Tinnitus bewiesen ist, darf man sie anwenden, sofern keine erhöhten Risiken wie schwere Lungenleiden etc. die Behandlung unratsam erscheinen lassen. Bei chronischem, schon länger als drei Monate bestehendem Tinnitus raten wir aber von dieser Methode ab, da hier die Unwirksamkeit bewiesen ist. Die kombinierte *Ginkgo-Laser-Behandlung*, welche zur Zeit heftig und sehr emotionsgeladen diskutiert wird, liegt ganz im Trend einer aktuellen Modeströmung. Sie verbindet das Mystische mit modernster medizinischer Technologie. Eine ähnliche Verbindung zwischen mystischem magischem Denken und modernster Computer-Technologie findet sich bei der *Bioresonanz*-Methode. Kein Wunder, daß diese Methoden viele Tinnitus-Betroffene ansprechen. Nach wissenschaftlichen Studien sind aber beide Methoden als Plazebo-Behandlung einzustufen. Deshalb raten wir dringend davon ab, allzu große Hoffnungen in solche Methoden zu setzen. Leider ist auch die *Akupunktur* nicht in der Lage, Tinnitus zu beeinflussen. Dies wird von erfahrenen Akupunkteuren offen zugegeben. Die Methode ist aber vielleicht geeignet, gewisse Nebenprobleme oder das Allgemeinbefinden des Betroffenen zu verbessern. Ganz ähnlich muß man die Erfahrungen mit der *Homöopathie* formulieren. Direkt gegen Tinnitus gerichtet, versagt sie. Manche Patienten berichten aber über anderweitige günstige Effekte. Inwieweit dies einem Plazebo-Effekt zuzuschreiben ist, ist immer noch umstritten.

Maskierungsmethoden

Viele Ohrgeräusche werden nur in der Stille, nicht aber in einer mehr oder weniger lauten Umgebung wahrgenommen. Andere stören selbst im starken Lärm. Man spricht von maskierbarem oder nichtmaskierbarem Tinnitus. Die Maskierbarkeit darf nicht verwechselt werden mit dem Ablenkungseffekt, der jedem Umgebungslärm innewohnt.

Handelt es sich um einen maskierbaren Tinnitus, so kann dieser Effekt dazu verwendet werden, ihn wenigstens vorübergehend zu verdecken. Eine Heilung ist selbstverständlich nicht zu erwarten.

Es kann aber manchmal für einen Betroffenen sinnvoll sein, das gestörte Einschlafen mit einer geeigneten Hintergrundmusik zu erleichtern. Auch Entspannungskassetten mit Naturgeräuschen eignen sich in vielen Fällen. Tagsüber läßt sich Musik mit Hilfe eines tragbaren Gerätes (Walkman) in diesem Sinn einsetzen. Liegt zusätzlich zum Tinnitus auch eine Höreinbuße vor, kann ihn ein Hörgerät maskieren, indem es die Umgebungsgeräusche verstärkt. Der Tinnitus ertrinkt dann gewissermaßen in den Umgebungsgeräuschen. Fehlt eine apparativ korrigierbare Höreinbuße, stehen spezielle Masker-Geräte zur Verfügung, welche wie ein Hörgerät getragen werden. Sie geben dauernd ein neutrales, nicht unangenehm empfundenes Rauschen ans Ohr, welches den Tinnitus maskiert. Die apparative Maskierung gelingt aber höchstens bei jedem fünften Tinnitus-Betroffenen. Dabei ist nochmals zu betonen, daß alle Maskierungsmethoden den Tinnitus nicht heilen, sondern nur vorübergehend Linderung verschaffen. Diese überdauert manchmal die Tragezeit eines Masker-Geräts. Der Tinnitus bleibt für einige Minuten bis maximal eine Stunde verschwunden, nachdem man das Gerät abgeschaltet hat. Dieser Effekt gab eine Zeitlang Anlaß zur Hoffnung. Er läßt sich aber nicht für eine generelle Besserung oder ein definitives Auslöschen des Tinnitus verwenden. Die Maskierung gibt dem Betroffenen nur eine Atempause. Trotzdem empfinden manche Betroffene eine solche begrenzte Erleichterung als wesentliche Hilfe. Es genügt ihnen, nicht mehr dauernd ihren Ohrgeräuschen ausgesetzt zu sein, sondern sich jederzeit eine Pause verschaffen zu können.

Eine Maskierung ist nicht bei jedem Tinnitus möglich. Sie dürfen deshalb nicht darauf zählen, daß ein Maskierungshilfsmittel auch bei Ihnen anzuwenden ist!

Von Naturheilern und anderen Therapeuten angebotene Therapien

Weil die Medizin für das Tinnitus-Problem keine einfache und rasch wirkende Lösung anzubieten hat, suchen viele Betroffene Hilfe bei Methoden, die Ihnen in Gesundheitsblättern und pseudomedizinischen Artikeln in Zeitungen und Zeitschriften angeboten werden. Viele dieser Methoden versprechen «Ganzheitlichkeit» und «Natürlichkeit». Dabei ist meistens das Gegenteil der Fall. Wenn z. B. die Irisdiagnostik und auch die Bioresonanz-Diagnostik von sich behaupten, sie seien naturnah und ganzheitlich, so endet die Diagnostik doch in punktförmigen Aussagen wie «es ist eine Allergie auf einen bestimmten Nahrungsmittelbestandteil», «es ist die Leber» oder «die Galle». Wer die Wurzel des Tinnitus-Problems in einem bestimmten Organ oder einer punktförmig umschriebenen Allergie sucht, denkt viel weniger ganzheitlich als die Schulmedizin, die doch gelernt hat, jede Krankheit und jede Behinderung in mehr als einer Dimension und im Rahmen des Gesamtorganismus zu sehen.

Trotz dieser kritischen Überlegungen ist nicht abzuleugnen, daß einzelne Tinnitus-Betroffene über gute Erfahrungen mit solchen Methoden berichten. Dies ist aber einer speziellen Form von Plazebo-Effekt zuzuschreiben. Man spricht auch von Übertragungsheilungen. Ein solcher Vorgang kann spektakuläre Erfolge zeitigen, aber der Erfolg ist nie von langer Dauer.

Halten Sie sich an die einfache Grundregel: Methoden und Therapeuten, die eine schnelle Heilung des Tinnitus versprechen, sind von vornherein suspekt.

Von den Übertragungsheilungen abzugrenzen sind seriöse Hypnosebehandlungen. Sie haben sich – die Erfahrung ist aber noch gering – in einigen Fällen als hilfreich erwiesen.

Die bei Tinnitus oft empfohlene *Amalgamsanierung* muß auch unter die Naturheilmethoden eingeordnet werden. Zwei sehr eingehende Studien in

Schweden haben eindeutig gezeigt, daß sie wirkungslos ist. Die Studien können nicht beweisen, daß Amalgam nie Tinnitus verursacht, sie beweisen aber, daß die kostspielige Sanierung mit Sicherheit einen Tinnitus nicht heilt. Wir raten Ihnen deshalb dringend davon ab, von einer Amalgamsanierung Hilfe für Ihr Tinnitus-Leiden zu erhoffen.

Eine weitere spezielle Tinnitus-Behandlung ist die *Klangtherapie*. Sie basiert auf dem – umstrittenen – Lebenswerk von A. Tomatis. Der Anspruch dieser Methode, mit frequenzspezifisch verfremdeter Musik das Hörvermögen zu verbessern, ist sicher nicht berechtigt. Bei Tinnitus wäre es denkbar, daß die Anhebung der hohen Frequenzen das Gehirn bezüglich der – ebenfalls hohen – Tinnitus-Frequenzen gewissermaßen desensibilisiert. Dieser Teil der Klangtherapie wäre also mit der modernen Vorstellung des Effekts von Geräuschgeneratoren vereinbar. Eine solche Interpretation würde allerdings von den Vertretern der Klangtherapie weit von sich gewiesen, beruht die Klangtherapie doch auf einem fast religiös anmutenden, schwer nachvollziehbaren Gedankengebäude.

Von den klar abzulehnenden Naturheilmethoden sind die verschiedenen Körpertherapien abzugrenzen. Sie werden später eingehend diskutiert.

Aus der Besprechung all dieser medikamentösen und nichtmedikamentösen Behandlungsmethoden haben Sie gelernt, daß man Erfolgsberichten sehr kritisch begegnen muß. Umfrageergebnisse von Tinnitus-Ligen bestätigen den insgesamt enttäuschenden Eindruck. Erfolgreiche Behandlungen mit irgendeiner Methode werden nur in Einzelfällen angegeben. Die meisten befragten Betroffenen haben eine reiche Erfahrung mit erfolglosen Behandlungsversuchen. In der Schweiz wurden z. B. im Durchschnitt fast 4 Therapien, im Einzelfall aber bis zu 20 verschiedene Therapien absolviert. Nur 1% der Therapien wurde als Erfolg bezeichnet, jede zwanzigste als Teilerfolg.

Das sind unangenehme Tatsachen. Sie können Ihren Glauben an die medizinische Wissenschaft noch mehr untergraben, als es vielleicht schon der Fall ist. Realistisch gesehen ist aber auch die Wissenschaft nicht frei von Fehlern und Irrwegen. Die Forschung geht weiter, und vielleicht wird die Zukunft neue Möglichkeiten der Behandlung aufzeigen.

Das moderne Rehabilitationsprogramm bei Tinnitus

Grundlagen des modernen Rehabilitationsprogramms

Wenn Sie bis hierher alles gelesen haben, haben Sie schrittweise die Fakten kennengelernt, aus denen sich ein modernes Rehabilitationsprogramm für Tinnitus-Betroffene ableiten läßt. Sie haben manche frühere Vorstellung und wohl auch manche falsche Hoffnung verwerfen müssen. Das war notwendig, weil sich auf falschen Hoffnungen kein erfolgversprechender Behandlungsplan aufbauen läßt. Aus den Bausteinen gesicherter Erkenntnisse ergibt sich aber ein Weg, der Ihnen mit guten Aussichten Hilfe versprechen kann.

Fassen wir nochmals zusammen: Tinnitus ist ein Software-Problem, ein Fehlprogramm in Ihrem Gehirn, und in der Mehrzahl der Fälle ist dieses Fehlprogramm nicht mehr abhängig von der ursprünglichen Ursache (meistens ein Innenohrschaden). Solche subkortikalen (unbewußten) Programme sind veränderlich, und diese Tatsache kann man auch bei Tinnitus für die Behandlung ausnützen. Das Ziel einer solchen Behandlung darf nicht darin liegen, den Tinnitus mit irgendwelchen Maßnahmen auszurotten.

> Wenn Sie den Tinnitus als Ihren Feind betrachten, den es zu bekämpfen gilt, erhält der Tinnitus ein solches Gewicht, daß er unaufhörlich in die bewußte Wahrnehmung aufsteigt.

Basierend auf dem Unterschied zwischen bloßem Hören und der bewußten Wahrnehmung eines akustischen Sinneseindrucks, muß das Ziel einer Tinnitus-Behandlung darin liegen, die subkortikalen Programme so abzuändern, daß es nicht mehr zu bewußten kortikalen Wahrnehmung der Ohrgeräusche kommt. Was Sie nicht mehr bewußt wahrnehmen, macht Ihnen auch keine Sorgen mehr, wirkt sich nicht mehr auf Ihre Lebensqualität aus, stört Ihren Schlaf nicht mehr und stellt Ihnen die begrenzte Kapazität der bewußten Wahrnehmung wieder voll für das tägliche Leben zur Verfügung.

Medikamentöse oder nichtmedikamentöse Behandlungen mit dem Ziel, den Tinnitus zu heilen, beruhen – zumindest in der Mehrzahl der Fälle – auf einer falschen Tinnitus-Auffassung. Sie betrachten ihn als Feind, den es zu vernichten gilt. Die subkortikalen Programme lassen sich so nicht umprogrammieren. Dies erklärt, weshalb Medikamente und viele der nichtmedikamentösen Therapien leider nicht wirksam sind. Umgekehrt sind kognitive Therapien – welche in der Lage sind, Gehirnprogramme zu verändern – keine leichte Aufgabe. Sie verlangen vom Betroffenen aktives Umdenken. Ein Patient, dessen Tinnitus dekompensiert ist, kann damit überfordert sein. Eine alleinige kognitive Therapie mag bei leichten Fällen genügen, nicht aber wenn schwerwiegende Nebenprobleme auf körperlicher, psychischer oder sozialer Ebene den aktiven Bewältigungsprozeß behindern.

Für das Ziel, die Tinnitus-Wahrnehmung auszuschalten und das subkortikale Fehlprogramm abzuändern, braucht es eine der individuellen Situation des Betroffenen angepaßte kombinierte Behandlung, welche sich aus aktiven Teilen (der Betroffene muß an sich selbst arbeiten) und passiven Hilfen (Maßnahmen, die ohne Zutun des Betroffenen wirken) zusammensetzt. Nur eine solche Kombination, verbunden mit einer regelmäßigen Begleitung, vermeidet es, dem Tinnitus-Betroffenen eine zu schwere Aufgabe aufzubürden.

Man kann diese Idee vergleichen mit der Raucherentwöhnung. Auch dort ist es oft zu schwer, allein mit dem Willen und mit Selbstdisziplin zum Ziel zu kommen. Der Wille, mit dem Rauchen aufzuhören, muß oft mit medikamentösen Hilfsmitteln und mit einer fortlaufenden Gesprächsbegleitung unterstützt werden.

Die drei Säulen eines modernen Rehabilitationsprogramms (Abb. 7)
Viele konventionelle kombinierte Behandlungspläne (insbesondere an Tinnitus-Kliniken) versuchen bereits, einige der aufgezählten Grundsätze in die Praxis umzusetzen. Allerdings wird die moderne Tinnitus-Theorie bis heute weltweit nur an wenigen Orten voll in das Behandlungskonzept integriert. Das ist schade, ergeben sich doch gerade aus dem modernen Tinnitus-Verständnis wichtige und wirkungsvolle Behandlungsgrundsätze. Sie erlauben es, die subkortikalen Tinnitus- und Lärmempfindlichkeitsprogramme durch stetes Training auch passiv im gewünschten Sinn zu verändern, ohne daß

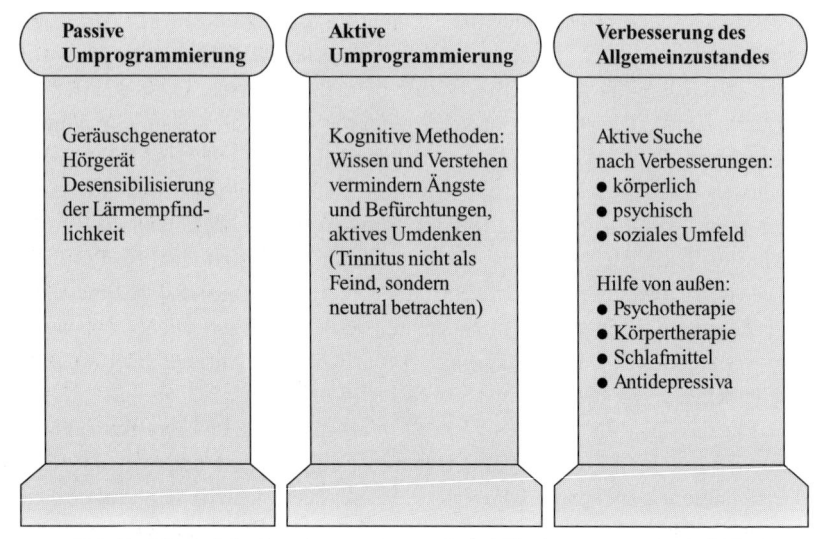

Passive Umprogrammierung	Aktive Umprogrammierung	Verbesserung des Allgemeinzustandes
Geräuschgenerator Hörgerät Desensibilisierung der Lärmempfindlichkeit	Kognitive Methoden: Wissen und Verstehen vermindern Ängste und Befürchtungen, aktives Umdenken (Tinnitus nicht als Feind, sondern neutral betrachten)	Aktive Suche nach Verbesserungen: • körperlich • psychisch • soziales Umfeld Hilfe von außen: • Psychotherapie • Körpertherapie • Schlafmittel • Antidepressiva

Abb. 7. Die drei Säulen eines modernen Rehabilitationsprogramms bei Tinnitus.

dabei vom Patienten eine große Anstrengung gefordert wird. Diese passiven, technischen Möglichkeiten sollen deshalb bei der Besprechung eines modernen Rehabilitationsprogramms zuerst erklärt werden. Es ist aber zu betonen, daß diese Methoden nur *eine* Säule des Programms darstellen. Die beiden anderen Säulen sind ebenso wichtig und bestehen aus aktiver Arbeit an sich selbst. Zu dieser Arbeit kann man dem Betroffenen Hilfe anbieten, man kann ihm aber die Arbeit nicht abnehmen. Die beiden aktiven Säulen werden in den anschließenden Kapiteln besprochen.

Maßnahmen bei abnormer Lärmempfindlichkeit

Wir haben schon darauf hingewiesen, daß eine abnorme Lärmempfindlichkeit für mehr als die Hälfte der Tinnitus-Betroffenen schwerer wiegt als die Ohrgeräusche. Man hat bis heute den an Tinnitus Leidenden geraten, störenden Lärm zu vermeiden. Viele Betroffene tragen dauernd einen Gehörschutz bei sich und benutzen ihn, wenn sie in eine unangenehm laute Umgebung geraten. Das subkortikale Lärmempfindlichkeitsprogramm hat dann gar keinen Anlaß, sich zu verändern, sich gewissermaßen abzuhärten und weniger lärmempfindlich zu reagieren. Geht man im umgekehrten Sinn vor und konfrontiert das subkortikale Lärmempfindlichkeitsprogramm möglichst oft mit Lärm, so wird es ihn immer weniger als alarmierend einschätzen, es wird desensibilisiert und stellt die Alarmschwelle langsam niedriger ein. Selbstverständlich wäre es falsch, für diesen Vorgang Lärmintensitäten zu benützen, die das Innenohr schädigen. Es geht hier um alltägliche Lärmintensitäten, um Alltagsgeräusche, welche Normalpersonen körperlich und psychisch unbeschadet ertragen. Wichtig ist, daß der Lärmempfindliche schrittweise seine Angst vor jeglicher Lärmbelastung verliert. Er soll sich bewußt jenem Lärm stellen, der ihn in Panik zu versetzen pflegt. Im Laufe von Monaten bis einem Jahr wird sich eine Veränderung einstellen. Manchmal ist es dann sogar möglich, daß sich die psychoakustisch meßbare Unbehaglichkeitsschwelle wieder normalisiert. Dies ist besonders dann der Fall, wenn sich bei normalem Hörvermögen eine abnorme Lärmempfindlichkeit entwickelt hat. Das Umprogrammieren kann also kurvenmäßig dokumentiert werden. Leiden Sie selbst unter erhöhter Lärmempfindlichkeit, so können Sie mit diesem Training schon heute beginnen. Im Alltag werden Sie kaum gehörschädigendem Lärm begegnen – haben Sie also keine Angst! Versuchen Sie, auch jene (nicht gehörschädigenden) Geräusche standhaft zu ertragen, die nach Ihrer Erfahrung Ihre Ohrgeräusche vorübergehend verstärkt haben.

Sind Sie nicht sicher, ob ein Lärm bereits gehörschädigend laut ist, mag Ihnen die *Tabelle 2* Anhaltspunkte geben. Gehörschädigend ist Lärm über 90 dB. Diese Grenze gilt nur bei stundenlanger Exposition; für kurze Zeit werden auch 100 dB ohne Schaden ertragen.

In schweren Fällen von abnormer Lärmempfindlichkeit hat sich der Einsatz von Geräuschgeneratoren bewährt, von denen im folgenden Kapitel die Rede sein soll.

Verstehen Sie diese Anleitungen nicht falsch: Wir haben nur von der abnormen, übertriebenen Lärmempfindlichkeit gesprochen, welche den Betroffenen aus Angst vor unangenehmem Lärm kein normales Leben führen läßt. Eine gewisse Lärmempfindlichkeit ist normal und gesund. Das Wort «Lärm» kommt von «Alarm», und es ist normal, daß wir uns nicht dauernd

Tab. 2. Skala der Schallintensitäten

Beispiele	dB	Sprachliche Verständigung	Zulässige Expositionszeiten
Sturmgewehr Bolzensetzgerät Düsentriebwerk Niethammer, Preßlufthammer	160–170 140–150 130 120–130		Gehörschutz:
Kreissäge, Bohrmaschine	110–120		120 dB: 1 Minute pro Woche
Rockkonzert (bis 115 dB!), Kettensäge	100–110		110 db: 13 Minuten pro Woche
Diskothek	90–105	*ab 105 dB:* nicht mehr möglich	
Stereoanlage mit Kopfhörer	85–120	*ab 105 dB:* lautes Schreien notwendig	100 dB: 2 Stunden pro Woche
Walkman	80–110	*bei 90 dB:* auch mit Rufen schwierig	85–90 dB: 40 Stunden pro Woche
Fräsmaschine	80–90	*bei 80 dB:* mit erhobener Stimme möglich	
Straßenverkehr, Meeresbrandung	70–80	*bei 70 dB:* in normaler Lautstärke möglich	
Normales Gespräch, Platzregen Büro, Fröschequaken Wohnzimmer, Vogelzwitschern Flüstern, leichter Wind	60–70 50–60 40–50 30–40		
Uhrticken, Rascheln von Laub Computer, Mücke Hörschwelle, Fallen einer Feder	20 10 0	⎫ ⎬ Lautheitsbereich des *Tinnitus* ⎭	

durch Lärm unter Streß setzen lassen wollen. Eine übertriebene Lärmempfindlichkeit ist vom natürlichen Bestreben nach Ruhe abzugrenzen. Übertrieben ist sie, wenn sie zum Hauptthema der Lebensführung wird. Es ist schließlich auch noch zu betonen, daß es bei gehörschädigenden Lärmintensitäten keine Gewöhnung gibt. Zu starker Lärm ist immer schädlich.

Der Einsatz von Geräuschgeneratoren
Die zweite Möglichkeit der passiven Umprogrammierung besteht im Einsatz von Geräuschgeneratoren. Sie unterscheiden sich technisch nicht von Maskergeräten. Sie werden wie Hörgeräte getragen; es gibt wie bei den Hörgeräten im oder hinter dem Ohr zu tragende Modelle. Sie sind sowohl bei reinem Tinnitus, bei reiner Lärmempfindlichkeit wie bei gemischten Formen wirksam. Nur wo eine apparativ versorgbare Schwerhörigkeit vorliegt, ist ein normales Hörgerät vorzuziehen.

Geräuschgeneratoren produzieren ein sogenanntes weißes Rauschen. Es ist dies ein gleichmäßiges Rauschen, welches alle hörbaren Frequenzen in gleicher Lautstärke umfaßt. Die Lautstärke des Rauschens kann mit einem Regler eingestellt werden. Die Geräte dürfen den Gehörgang nicht abschließen. Ein kleiner Kanal bleibt offen, so daß sie das Hörvermögen nicht vermindern. Die Geräte müssen von einem Hörgeräte-Akustiker angepaßt, eingestellt und gewartet werden. Sie benötigen die üblichen Hörgeräte-Batterien. Das von den Geräten produzierte Rauschen wird wegen seiner Gleichmäßigkeit nicht als störend oder sogar alarmierend empfunden. Es wirkt völlig neutral, gewissermaßen «grau». Dies hat seinen Grund darin, daß alle Kanäle des Hörsystems gleichmäßig beansprucht werden. Bei Tinnitus-Geräuschen fehlt diese Gleichmäßigkeit, sie haben Spitzen in bestimmten Frequenzbereichen. Sie sind nicht «grau», sondern haben eine Alarmstufe wie ein Signalrot oder ein grelles Gelb. Die subkortikalen Programme eines Tinnitus-Betroffenen haben sich auf diese Frequenzen sensibilisiert.

Ähnliche akustische Sensibilisierungen haben wir alle schon erlebt: So sensibilisierten wir uns beispielsweise auf die Frequenz unserer Telefonglocke: Sie haben sich sicher auch schon dabei ertappt, wie Sie auf irgendeinen Ton, der Ihrer Telefonglocke ähnlich war, unwillkürlich nach dem Hörer greifen wollten, auch wenn weit und breit kein Telefon in der Nähe war.

Ein gleichmäßiges weißes Rauschen wird nun von den subkortikalen Programmen nicht als wichtige, alarmierende Information identifiziert. In seiner «Graufärbung» wird es weder mit negativen noch mit positiven Gefühlen oder Erinnerungen verknüpft.

Der Einsatz von Geräuschgeneratoren unterscheidet sich grundsätzlich von der Verwendung von Maskergeräten: Bei Maskergeräten wird versucht, die Ohrgeräusche mit einer entsprechend hohen Lautstärke des Maskergeräuschs vollständig zuzudecken. Als Maskierungsgeräusch dienen meistens individuell ausgewählte Schmalbandgeräusche.

Beim Einsatz von Geräuschgeneratoren dagegen benützt man weißes Rauschen, und man stellt seine Lautstärke nur so hoch ein, daß die Ohrgeräusche eben noch wahrgenommen werden. Dies ist ein sehr wichtiger Unterschied. Nur wenn das Signal der Ohrgeräusche noch vorhanden ist, besteht für die subkortikalen Programme ein Grund, sich zu ändern. Fehlt das Tinnitus-Signal, ist gewissermaßen alles in Ordnung, es muß nichts geändert werden. Der Unterschied ist in *Abbildung 8* dargestellt.

Man kann sich den Vorgang auch so vorstellen: Sticht der Frequenzbereich des Tinnitus nur noch knapp aus dem weißen Rauschen hervor, so verlieren seine Frequenzen von selbst ihren schrillen, alarmierenden Charakter. Man spricht von einer Abnahme des Kontrasts. Fehlt der Kontrast zwischen dem Tinnitus und dem weißen Rauschen, so desensibilisiert sich das subkortikale Tinnitus-Programm auf die Tinnitus-Frequenzen, bis diese auch dann nicht mehr alarmieren, wenn der Geräuschgenerator abgestellt wird.

Diese Vorstellung wird durch die Erfahrung gestützt, daß es auch bei beidseitigem Tinnitus oft genügt, eine Seite mit einem Geräuschgenerator zu versorgen. Im Idealfall gelingt es sogar, daß der Tinnitus überhaupt nicht mehr in die bewußte Wahrnehmung aufsteigt. Obwohl er wahrscheinlich noch da ist, kann in solchen Fällen doch von einer Heilung gesprochen werden. Man muß sich aber bewußt sein, daß zum Erfolg eines Rehabilitationsprogramms nicht unbedingt ein völliges Verschwinden des Tinnitus gehört. Viele Betroffene betrachten sich zu Recht schon als geheilt, wenn die Ohrgeräusche nicht ganz verschwinden, sondern nur noch selten und in geringem Ausmaß stören.

Der ganze Vorgang braucht allerdings sehr viel Geduld und Zeit. Nur wenn der Geräuschgenerator jeden Tag (Nachtstunden zählen nicht!) minde-

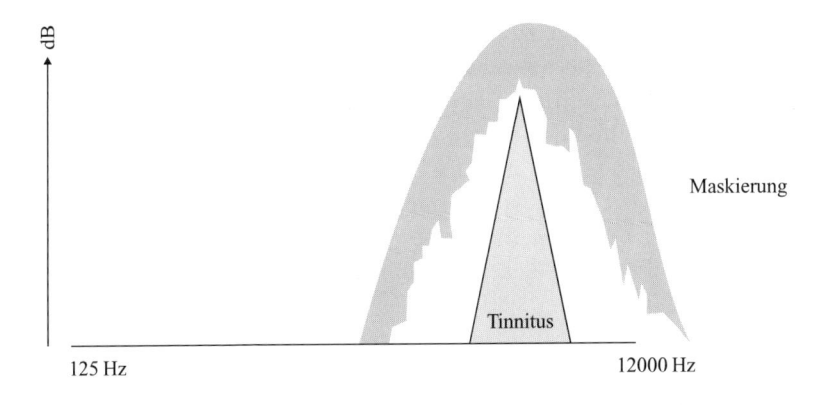

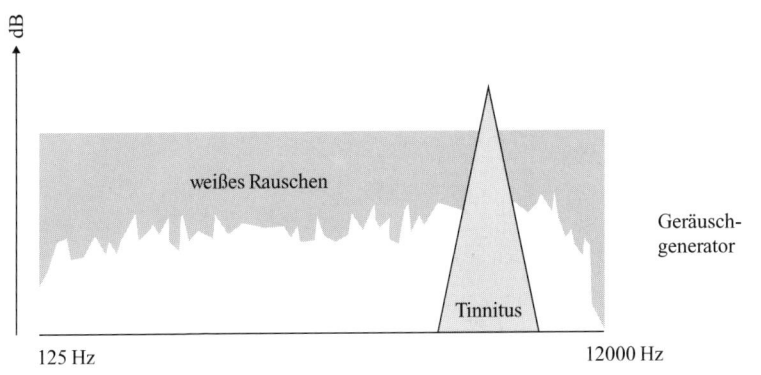

Abb. 8. Der Unterschied zwischen einer Maskierung und dem Prinzip des Geräuschgenerators.

stens 6 Stunden getragen wird, kommt man im Laufe von Monaten schrittweise dem Ziel nahe. Zuerst wird Ihnen auffallen, daß Sie Ihre Ohrgeräusche immer seltener wahrnehmen. Die Zeiten, in denen Sie nicht mehr belästigt werden, werden immer länger. Nach 1–2 Jahren ist der Prozeß des Umprogrammierens erfahrungsgemäß abgeschlossen. Die meisten Patienten behalten aber ihren Geräuschgenerator und benützen ihn, wenn sie Streß den Tinnitus vorübergehend wieder wahrnehmen läßt.

Auch bei der *abnormen Lärmempfindlichkeit* haben sich Geräuschgeneratoren bewährt, indem das subkortikale Lärmempfindlichkeitsprogramm mit weißem Rauschen umprogrammiert werden kann. Der Zeitbedarf ist etwa gleich hoch wie bei bloßem Tinnitus. Wem es nicht gelingt, sich selbst gegen Alltagslärm abzuhärten, dem muß ein Geräuschgenerator empfohlen werden, unabhängig davon, ob gleichzeitig ein Tinnitus besteht oder nicht. Nach bestimmten Regeln wird der Einsatz des Geräuschgenerators der individuellen Situation angepaßt. Bei reiner Lärmempfindlichkeit oder wenn die Lärmempfindlichkeit viel stärker stört als ein gleichzeitig vorhandener Tinnitus, wird das weiße Rauschen zuerst so laut eingestellt, daß es im Umgebungslärm eben noch wahrnehmbar ist. In monatlichen Schritten wird die Grundlautstärke erhöht. Bei störendem Umgebungslärm wird die Lautstärke vorübergehend angemessen heraufgesetzt, bis der Umgebungslärm weniger unangenehm empfunden wird. Er darf aber nicht vollständig verdeckt werden. Sofern kein innenohrschädigender Lärm einwirkt, sollte auf das Tragen von Gehörschutz möglichst verzichtet werden.

Umprogrammieren durch Hörgeräte

Auch das Tragen von Hörgeräten hat einen umprogrammierenden Effekt, so wie wir ihn für die Geräuschgeneratoren geschildert haben. Dies gilt vor allem für den Tinnitus, bis zu einem gewissen Grad aber auch für die Lärmempfindlichkeit. Bei einem Hörverlust, welcher die Anpassung eines normalen, verstärkenden Hörgeräts erlaubt, wird dieses immer vor der Anwendung eines Geräuschgenerators empfohlen. Ein Teil der umprogrammierenden Wirkung eines täglich und ganztags getragenen Hörgeräts liegt wohl darin, daß mehr akustische (nicht nur lautere) Information bis zur bewußten Wahrnehmung kommt. Für den Tinnitus bleibt gewissermaßen weniger Platz in der bewußten Wahrnehmung. Wie bei den Geräuschgeneratoren nimmt auch der Kontrast zwischen Tinnitus und den übrigen Geräuschen ab.

Bei abnormer Lärmempfindlichkeit werden Hörgeräte oft abgelehnt, da sie natürlich auch unangenehme Geräusche verstärken und Angst auslösen, der Tinnitus werde dadurch verstärkt. Es gelingt jedoch meistens, durch schrittweise, geduldige Gewöhnung auch mit einem Hörgerät die Lärmempfindlichkeit zu reduzieren. Notfalls kann der Einsatz einer Kombination aus

Hörgerät und Geräuschgenerator diskutiert werden. Solche Geräte sind aber selten notwendig. Auch das Umprogrammieren mit Hörgeräten braucht Zeit (etwa gleich viel wie beim Einsatz von Geräuschgeneratoren).

Die zweite und dritte Säule: Ihr Beitrag
Wie haben jetzt vor allem die technischen Hilfsmittel besprochen, die es erlauben, Ihr subkortikales Tinnitus-Progamm passiv abzuändern, ohne daß Sie sich dabei selbst sehr zu bemühen brauchen. Wir haben diese Hilfsmittel vorangestellt, weil sie neu sind und in vielen Fällen eine entscheidende Hilfe bedeuten. Neben dieser technischen Säule beruht ein modernes Rehabilitationskonzept aber auch auf den anderen beiden Säulen, bei denen Sie aktiv mitarbeiten müssen. Wenn Sie das Buch bis hierher aufmerksam gelesen haben, so werden Sie sich erinnern, daß von kognitiven Methoden schon die Rede war, aber auch vom Prinzip, daß alles, was *Ihnen* guttut, mithelfen wird, den Prozeß der Tinnitus-Bewältigung in Gang zu bringen. Sie haben auch schon gelernt, daß direkt gegen den Tinnitus gerichtete Methoden einen kontraproduktiven Einfluß auf die notwendige subkortikale Umprogrammierung haben.

Die kognitive Säule
Die kognitive Säule besteht vor allem darin, daß Sie über Tinnitus möglichst viel *wissen*. Dieses Wissen wird Ihnen manche Befürchtung und manche unbegründete Angst nehmen. Man darf sich unter diesem Vorgang auf keinen Fall vorstellen, man müßte den Tinnitus verdrängen. Dann würden Sie uns völlig falsch verstehen. Was man verdrängt, wird sich auf irgendeine Weise früher oder später verstärkt wieder bemerkbar machen. Auf Fakten beruhendes Wissen wird es Ihnen aber ermöglichen, den Tinnitus besser gewähren zu lassen, statt ihm den Krieg zu erklären, den Sie sowieso verlieren würden. Sie würden Ihr subkortikales Tinnitus-Programm verstärken, statt es im skizziertem Sinn abzuändern. Lassen Sie den Tinnitus hingegen gewähren, so durchbrechen Sie den unheilvollen Teufelskreis. Die Spirale dreht sich abwärts, statt aufwärts, die subkortikalen Programme beginnen, dem Tinnitus weniger Gewicht beizumessen; er wird seltener in die bewußte Wahrnehmung aufsteigen.

Die Therapien der dritten Säule

In der dritten Säule besteht Ihre Aufgabe darin, alles zu tun, was Ihnen guttut. Für diesen Punkt können wir Ihnen keine allgemeingültigen Vorschläge machen. Wir haben davon gesprochen, daß man nach überflüssigem Streß forschen könnte. Wir haben auch erwähnt, daß vielleicht auch Sie lernen sollten, behutsamer mit sich selbst umzugehen. Was dies gerade bei Ihnen bedeuten könnte, ist nicht allgemein zu formulieren. Das müssen Sie selbst oder in Zusammenarbeit mit Ihrem Arzt, Psychiater oder Psychologen herausfinden. Es kann in manchen Fällen auch heißen, nach einer für Sie geeigneten Zusatztherapie zu suchen. Wenn Sie eine solche Therapie beginnen, soll sie wiederum auf keinen Fall direkt gegen den Tinnitus gerichtet sein. Sie werden bald spüren, ob Sie *Ihnen* guttut. Wenn dem so ist, wird sich die Therapie früher oder später auch günstig auf Ihr Tinnitus-Leiden auswirken. In späteren Kapiteln werden Sie Näheres zu solchen Zusatztherapien erfahren.

Manchmal braucht es eine medikamentöse Unterstützung, um das Allgemeinbefinden zu verbessern. Auch Medikamente können deshalb Bestandteil der dritten Säule sein. Daß dies bei Depressionen der Fall ist, haben wir schon mehrfach erwähnt. Aber auch ein chronisches Schlafdefizit beeinträchtigt das Allgemeinbefinden und ist eine denkbar schlechte Ausgangslage für die aktive und passive Umprogrammierung des subkortikalen Tinnitus-Programms. Werden Schlafmittel im Sinn der modernen Intervallbehandlung eingesetzt, machen sie sowenig süchtig wie Antidepressiva. Eine Methode der Intervallbehandlung schreibt vor, innerhalb von drei Wochen nur an zehn Abenden ein Schlafmittel zu erlauben, eine andere besteht darin, daß der Patient am Wochenanfang festlegt, an welchen zwei bis drei Nächten er sein Schlafmittel einnehmen möchte. Es muß dabei betont werden, daß sich reine Schlafmittel besser eignen als Psychopharmaka und daß das Schlafmittel frühzeitig – nicht um Mitternacht! – eingenommen werden muß.

Wie sieht ein solches Rehabilitationsprogramm praktisch aus?

Ein erfolgreiches Rehabilitationsprogramm erfordert ein gut eingespieltes Team von Fachleuten, die sich zusätzlich zu ihrer Grundausbildung speziell in Tinnitus-Fragen weitergebildet haben.

Im Idealfall wird sich das Team aus dem Hausarzt, dem Ohrenarzt, einem in der Tinnitus-Behandlung ausgebildeten Psychologen oder Psychiater, weiteren speziell in Tinnitus-Fragen ausgebildeten Therapeuten und einem Hörgeräte-Akustiker zusammensetzen. Die Aufgabenteilung kann variieren, es muß aber jeder Aufgabenbereich von einem Teammitglied abgedeckt sein. Nach der medizinischen/audiologischen *Abklärung* und der gründlichen *Aufklärung* wird vom Team des Programms mit dem Betroffenen der individuelle *Behandlungsplan* aufgestellt.

Im Team werden die Aufgaben verteilt: Der Betroffene muß wissen, was er selber zu leisten hat und was ihm an Hilfestellung zur Verfügung stehen wird. Bei jedem Patienten muß individuell abgewogen werden, wie die drei Säulen des Programms gewichtet werden sollen. Für einige wird der kognitive Ansatz genügen, andere brauchen intensive Bemühungen im Rahmen aller drei Säulen des Rehabilitationsprogramms. Nur ein klar festgelegter Rahmen gibt dem Betroffenen, aber auch den Teammitgliedern die notwendige Sicherheit. Nicht jeder Tinnitus-Patient braucht die Hilfe aller Teammitglieder. Die regelmäßigen Konsultationen bei den im Einzelfall beteiligten Teammitgliedern werden aber auf längere Sicht festgelegt. Es wird entschieden, ob eine Hörgeräte-Versorgung angezeigt ist oder ob ein Geräuschgenerator eingesetzt werden soll. Nebenprobleme wie eine abnorme Lärmempfindlichkeit, eine Depression, Schwindel, Schwerhörigkeit und soziale Probleme werden den Behandlungsplan maßgeblich beeinflussen.

Die Durchführung des Programms braucht Geduld – Geduld von Ihrer Seite und ebenso von seiten des Teams. Erst nach vielen Monaten – wir haben dies schon mehrfach erwähnt – werden sich die ersten kleinen Erfolge einstellen. Notieren Sie sich diese kleinen Besserungsschritte und vergessen Sie sie nicht, wenn ein vorübergehender Rückschlag Ihnen den Mut nehmen will. Besserungen laufen nie in einer stetigen Kurve aufwärts; vorübergehende Rückschläge gehören zu jedem biologischen Besserungsprozeß. Erwarten Sie auch nicht, daß Ihr Tinnitus im Laufe des Rehabilitationsprogramms stetig leiser wird: Die Besserung zeigt sich darin, daß er zwar gleich laut bleibt, aber immer seltener in die bewußte Wahrnehmung aufsteigt. Die Tinnitus-freien Phasen werden immer länger. Der Vorgang ist in *Abbildung 6* dargestellt. Die regelmäßigen Konsultationen bei den Teammitgliedern werden Ihnen helfen, auch scheinbare Rückschläge aufzufangen. Es empfiehlt sich, in halbjährigen Abständen im ganzen Team Ihre Fortschritte zu besprechen und das weitere Vorgehen neu zu überdenken. Dies erlaubt es, auf koordinierte Weise den Plan periodisch Ihrer Entwicklung anzupassen.

Hat sich Ihre Geduld gelohnt und kann das Programm abgeschlossen werden, so müssen Sie eines wissen: Selbst wenn Sie irgendwann einmal doch einen Rückfall erleiden sollten, so sind die Aussichten gut, daß das Programm mit dem gleichen Erfolg wiederholt werden kann. Diese Aussicht wird Ihnen helfen, nach Abschluß des Progamms nicht dauernd in der Sorge vor einem Rückfall zu leben.

Während des ganzen Rehabilitationsprogramms sollten alle Beteiligten nie außer acht lassen, daß das wichtigste Ziel nicht im Verschwinden der Ohrgeräusche, sondern im Wohlergehen des Betroffenen liegt. Nicht der Tinnitus, sondern der Betroffene möchte geheilt werden. Darum betrachten sich viele Tinnitus-Betroffene als geheilt, sobald der Tinnitus für sie kein Problem mehr darstellt, selbst wenn er hier und da in geringem Maß noch wahrnehmbar ist.

Zusatzmethoden

Warum psychologische Begleitung?

Vielleicht macht es Ihnen vorerst Schwierigkeiten, sich mit dem Gedanken einer psychologischen oder psychiatrischen Betreuung anzufreunden. Wir begreifen Ihre Scheu, fühlen Sie sich doch nicht psychisch krank. Erlauben Sie uns dazu die folgenden, aus der Erfahrung heraus gewachsenen Überlegungen: Wer sich um Tinnitus-Betroffene kümmert, begegnet sehr oft Menschen, die sich fühlen wie der kleine Fisch in *Abbildung 9*. Viele Betroffene haben von sich selbst den Eindruck, sie müßten allein gegen den Strom schwimmen. Sie fühlen sich unsicher und fragen sich, wer nun eigentlich die richtige Richtung eingeschlagen habe. Viele spüren, daß die große Masse auf dem falschen Weg sein könnte. Wer sich gesund fühlt, obwohl er gegen den Strom schwimmt, fühlt sich gekränkt, wenn ihn die große Masse zum Kranken stempelt. Gerade wenn Sie sich schon ähnliche Gedanken gemacht haben, könnte Ihnen eine klärende psychologische oder psychiatrische Unterstützung

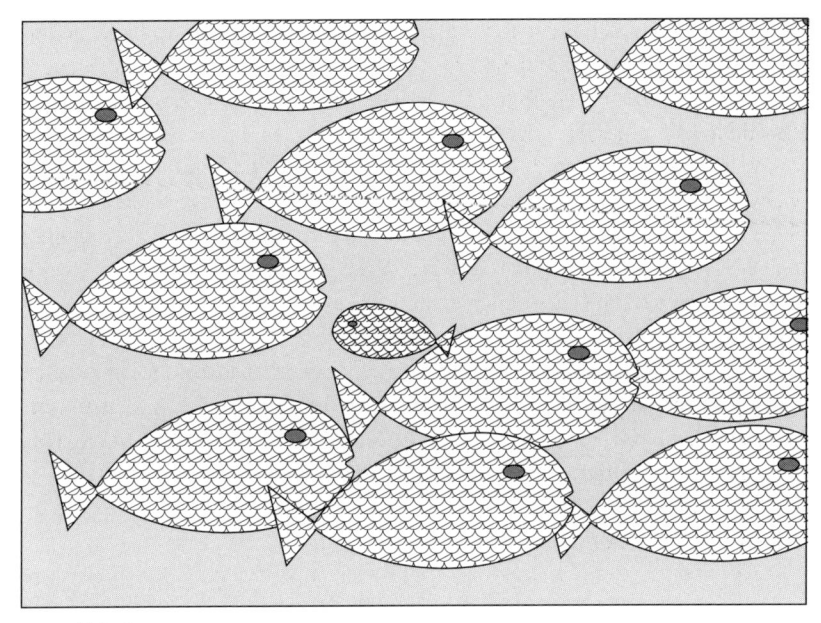

Abb. 9

helfen. Eine solche ist nicht nur für psychisch Kranke hilfreich, sondern oft auch für eigentlich Gesunde, die ihre Umwelt als krank empfinden.

Gewisse Probleme sind allen Menschen gemeinsam. Alle von uns gehen mit bestimmten Erwartungen und Hoffnungen durchs Leben. Manche haben größere und manche geringere Erwartungen. Einige finden mehr Erfüllung als andere. Doch allen ist gemeinsam, daß sie im Hinblick auf die Zukunft unsicher sind und daß sie nie genau wissen, was sie erhoffen können. Viele Menschen – so auch Tinnitus-Betroffene – sehen Gründe, zu zweifeln oder sogar zu verzweifeln. Manche Betroffene haben viele Fehlschläge erlitten in ihrem Versuch, den Tinnitus loszuwerden. Sie leiden oft darunter, daß sie niemanden getroffen haben, der ausreichend ausgebildet wurde, das ganze Spektrum der Möglichkeiten eines Tinnitus-Patienten zu beurteilen und seine Chancen für eine erfolgreiche Tinnitus-Bewältigung richtig einzuschätzen und auch anzugehen. Viele fühlen sich wenig unterstützt und dem eigenen Schicksal überlassen.

Durch das Konzept dieses Ratgebers haben Sie viele Zusammenhänge verstehen gelernt. Dieses Verständnis ermöglicht es Ihnen, zusammen mit Ihrem Tinnitus-Team die Notwendigkeit einer psychologischen Begleitung abzuklären. Es wäre unverantwortlich von uns, den uns anvertrauten Patienten das konstruktive Element der psychologischen Hilfestellung vorzuenthalten. Wir gehen davon aus, daß unsere Psyche nicht wie unser Körper so einfach angefaßt und bewegt werden kann. Die Psyche ist auf einen Dialog angewiesen, der durchaus nicht immer in einer «großen Psychotherapie» zu enden braucht. Hilfreiche und erquickende Interaktionen können zum Beispiel auch Gespräche mit der Natur sein, der Genuß von künstlerisch Geschaffenem oder eigenes schöpferisches Tun. Als konstruktiv betrachten wir alles, was sich in die Tinnitus-Bewältigung sinnvoll integrieren läßt.

Warum ganzheitliche Körpertherapie?

Der Körper des Tinnitus-Betroffenen ist ohne Zweifel ebenso ernst zu nehmen wie die gedanklichen und emotionalen Vorgänge seines Seelenlebens. Nicht nur die ärztlichen Untersuchungen und die psychologische Betreuung sind wichtig, sondern auch die Beziehung, die der Betroffene zu sich selbst in seiner Leiblichkeit hat. Oder schlicht gesprochen: die Beziehung des Betroffenen zu seinem Körper.

Bei der Mehrzahl der Leidenden (nicht nur bei Tinnitus-Betroffenen) fällt auf, daß die Erlebnisfähigkeit der Körperfunktionen und der Körperhaltung durch Verspannungen und Blockaden eingeschränkt ist. Beschwerden empfinden sie als ausgesprochen befremdend, und die gesunden Funktionen des teilweise gestörten und irritierten Organismus erleben sie eingeschränkt oder gar nicht mehr. Die Beziehung zum eigenen Körper kann verschiedenen Störungen unterliegen. Der Körper kann nicht nur durch Krankheiten geschädigt sein und als solcher Leid verursachen. Das Verhältnis des Patienten zu seiner Leiblichkeit kann sogar zur Ursache einer eigentlichen Krankheit werden. Dies kann auch bei Tinnitus-Betroffenen zutreffen. Bei der körperzentrierten Arbeit kann man die eingeschränkte Erlebnisfähigkeit des eigenen Körpers bei Patienten täglich beobachten. Sehr viele Patienten mit den verschiedensten Erkrankungen und Störungen (und im übrigen auch Personen, die sich gesund fühlen und lediglich an Entspannung interessiert sind), machen einen darauf aufmerksam, daß sie am Anfang einer Körpertherapie zwar eine wohltuende Entspannung erleben, aber nicht fähig sind, eine Hand oder ein Kniegelenk bewußt zu spüren, ohne dieses Glied dabei zu bewegen. Einen sehr hilfreichen therapeutischen Ansatz bietet ein leichtes Bewegen der Glieder und ein fortwährendes Einüben des zustandekommenden Gefühls. Dieses Gefühl wird in der nachfolgenden Bewegungslosigkeit wahrgenommen und integriert, d. h., es entsteht Körperbewußtsein. Die mangelnde Wahrnehmung des eigenen Körpers hat für die Menschen, die sich gesund fühlen, keine wesentlichen Konsequenzen. Erst durch therapeutische Körperarbeit wird dieser Mangel bewußt – oder gar zum Problem. Das gleiche läßt sich von manchen Tinnitus-Betroffenen sagen, die glauben, körperlich nicht zu leiden. Alle diese Menschen, ob in ihren Augen gesund oder leidend, haben eine wesentliche Chance in ihrem Leben nicht erfaßt, nämlich daß die bewußte Wahrnehmung des eigenen Körpers für jeden Menschen eine hoch einzuschätzende Bereicherung ist. Er gewinnt an Belastbarkeit, Harmonie und entwickelt die Fähigkeit, Lebensfreude zu empfinden.

Der Mensch erlebt und versteht seinen Körper nur insoweit, als er sich mit ihm identifiziert. Gerade Tinnitus-Betroffene haben ausgesprochen Mühe, sich mit ihren Ohrgeräuschen zu identifizieren. Sie betrachten sie als unerwünschten Fremdkörper, den man eliminieren sollte. In die Identifikation mit sich selbst muß man den eigenen Körper miteinbeziehen. Diese Fähigkeit bedeutet eine Leistung, die in unserem Kulturkreis speziell erlernt und geübt werden muß. Eine Trennung vom eigenen Körper ist nicht möglich. Dies würde den Wunsch zu sterben oder gar den Tod bedeuten. Ist der Körper nicht integriert, so driftet er ab in ein unkontrolliertes Eigenleben. Wie ein unbeachtetes Kind wird er sich früher oder später unangenehm bemerkbar machen. Bei Tinnitus-Betroffenen könnte dies eine massive Verschlimmerung oder gar die völlige Dekompensation bedeuten. Hoffnung gibt jedoch die Tatsache, daß wir nicht wehrlos unserem Körper ausgeliefert sind. Die Freiheit und die Möglichkeit, den Körper als Partner kennenzulernen, eröffnet uns die Chance, gestalterisch unser Leben zu bewältigen und uns dabei gewinnbringend mit zu verändern. Für viele Tinnitus-Betroffene wäre es deshalb wünschenswert, eine in diesem Sinne ausgerichtete Körpertherapie (siehe folgendes Kapitel) in das Rehabilitationsprogramm einzubauen. Voraussetzung dafür ist allerdings, daß der Therapeut mit der Tinnitus-Problematik vertraut ist und aktiv im Behandlungsteam mitarbeitet. Bisherige Erfahrungen haben bestätigt, wie wertvoll eine solche Körpertherapie für Tinnitus-Betroffene sein kann.

Bei den vielfachen Belastungen (Tinnitus, berufliche Probleme, Lärmempfindlichkeit, gestörter Schlaf, Ängste bis hin zu Depressionen) und der damit verbundenen Ermüdung fühlen sich die meisten Tinnitus-Betroffenen sehr geschwächt. Daher muß alles eingesetzt werden, was ihr Befinden verbessern hilft. Eine sinnvolle ganzheitliche Körpertherapie kann für Tinnitus-Betroffene wesentliche Fortschritte auslösen:

- Die Tinnitus-integrierende, ganzheitliche Entspannung wird zum Gegengewicht für die physische und psychische Streßwirkung des Tinnitus.
- Zusätzlich zu unserer Tinnitus-Entlastungsstrategie bewirkt eine Körpertherapie physisches Wohlbefinden und ermöglicht dadurch in einem ersten Schritt die *Vorstellung* eines glücklichen Lebensgefühls als ersehntes Gegengewicht für die seelischen Belastungen, die sich im Umgang mit Menschen in einem von Leistungsdruck und Konkurrenzkampf, Überforderung und Unrast geprägten beruflichen und familiären Alltag ergeben.
- Gezielte Körperarbeit fördert in einem zweiten Schritt das allgemeine Körper- und Daseinsbewußtsein und ermöglicht dadurch, das ersehnte Lebensgefühl real *zu erfahren.*
- Die durch Körpertherapie erreichte Schulung der Kommunikationsfähigkeit im bewegungszentrierten Gestalten vermindert Verständigungsschwierigkeiten und hilft, destruktive und aggressive Haltungen zu vermeiden. Dieser Problemkreis spielt bei Tinnitus-Betroffenen besonders häufig eine wesentliche Rolle.

Grundsätzliche Richtlinien zur Therapie- und Therapeutenwahl
Als Körpertherapiemethoden, welche in das Tinnitus-Rehabilitationsprogramm passen, empfehlen wir diejenigen, die sich «an den ganzen Menschen» wenden. Sie gehören zu den differenzierten Verfahren, die ein hohes Können, eine langjährige Erfahrung und damit eine entsprechende Ausbildung erfor-

dern. Der Therapieerfolg wird weitgehend von der Person des Therapeuten und seiner Ausbildung abhängig sein. Der Therapeut oder die Therapeutin soll die Anliegen einer *ganzheitlichen*, *nichtdirektiven* und *integrativen* Methode vertreten. Nichtdirektiv heißt, daß eine Methode nicht befiehlt und damit dem Tinnitus-Betroffenen eine zu schwere Aufgabe auferlegt. Integrativ muß die Methode sein, weil für Tinnitus-Betroffene gerade die Integration der Ohrgeräusche ein zentrales Problem ist. Der Therapeut oder die Therapeutin soll fähig sein, bei Ihnen persönlich «an der Basis» anzusetzen, d. h. in Ihnen die grundlegenden Muster von Fühlen, Denken und Handeln aus Ihrem Körper herauszukristallinieren. Das angestrebte Ziel ist, Ihre Fähigkeiten für die Tinnitusbewältigung aufzuzeigen und diese Potentiale zu aktivieren. Sie müssen lernen, Ihr Potential an körperlicher Bewegungsfähigkeit, an Empfindung und seelischem Ausdruck, an sozialen Kontakten und an Möglichkeiten zur Besinnung und Sammlung voll auszuschöpfen. Die Koordination von Atmung,

Tab. 3. Körpertherapien, die sich bei Tinnitus-Betroffenen am besten eignen

Liste der integrativen Methoden:
- Moshe Feldenkrais: Bewegungserziehung zur Verbindung von Körper und Geist
- Charlotte Selver und Charles Brooks: Erleben durch die Sinne (sensory awareness)
- Ilse Middendorf: Atemtherapie mit Schwerpunkt auf Erfahrung
- Elsa Gindler: Konzentrative Bewegungstherapie
- Gerda Alexander: Eutonie
- Jack Painter: Posturale Integration
- John Upledger: Kraniosakral-Therapie (somato-emotional release)
- F. Matthias Alexander: Alexander-Technik
- Daniel Garliner: Myofunktionale Therapie (nur regional integrativ)

Liste der Entspannungs-Methoden
- Autogenes Training (Schulz)
- Progressive Muskelentspannung (Jacobson)
- Sophrologie (Abersold)
- Isometrische Übungen (Hettinger)

Bewegung und Haltung sollte den Kontakt zu Ihren wahren Gefühlen, den freien Fluß psychischer und physischer Kräfte ermöglichen. Der von Ihnen gewählte Therapeut sollte in der Lage sein, sich kompetent in ein Team von Arzt, Psychiater/Psychologe und Hörgeräte-Akustiker einzubringen. Ohne ein profundes medizinisches Wissen, psychologische Bildung und Kenntnisse über das Konzept des Tinnitus-Bewältigungsprogramms ist ein Therapeut oder eine Therapeutin kaum fähig, die medizinischen Aspekte und die psychischen Prozesse bei Tinnitus-Betroffenen auf der ganzheitlichen körperlichen Ebene aufzuarbeiten. Bei Tinnitus-Betroffenen ist jedoch die ganzheitliche und konzeptuelle Erfassung ausschlaggebend. Hüten Sie sich vor Therapeuten, welche Ihnen ohne Schulung in der Tinnitus-Problematik eine rasche und bequeme Heilung versprechen!

Nicht alle Körpertherapien sind gleichermaßen geeignet, diese Ziele bei Tinnitus-Betroffenen zu erreichen. In *Tabelle 3* werden die nichtdirektiven integrativen Methoden sowie die Entspannungsmethoden, die sich erfahrungsgemäß bei Tinnitus-Betroffenen am besten bewährt haben, genannt.

Warum Selbsthilfegruppen?

Auf internationaler Ebene hat sich erwiesen, wie wichtig und wertvoll Selbsthilfegruppen für Betroffene sein können. Die meisten Tinnitus-Selbsthilfeorganisationen bieten deshalb Selbsthilfegruppen an. Es hat sich auch gezeigt, daß gute Selbsthilfegruppen eine Einzelberatung und -begleitung sowohl ergänzen als auch ersetzen können.

Was können Sie in einer Selbsthilfegruppe gewinnen? Als aufmerksamem Leser dieses Ratgebers trauen wir Ihnen zu, daß Sie Selbstmitleidgruppen und Tip-Börsen von echten Selbsthilfegruppen unterscheiden können. Wenn die Gruppe gut geleitet wird und die Teilnehmer sich aktiv beteiligen, wird der Heilungseffekt des übrigen Rehabilitationsprogramms wesentlich unterstützt. Die Begegnung mit Mitbetroffenen kann nirgends besser vermittelt werden! Nimmt jemand an einer Selbsthilfegruppe teil, erlebt er auch den Tinnitus der anderen mit dessen individuellen Konsequenzen. Der Teilnehmer hat einerseits die Chance, sich in Menschenkenntnis weiterzubilden, und andererseits ist er dazu aufgerufen, den anderen zu helfen; er heilt sich somit an den anderen.

Jeder Betroffene, der den Sprung aus der Isolation mit seinem Tinnitus in die Gruppe wagt, um sich der Welt der Mitbetroffenen zuzuwenden, ist herzlich willkommen. Er braucht keine Angst zu haben, daß seine Nöte, Emotionen und Anliegen der bestehenden Gruppe fremd sind. Nur durch das Erlebnis, daß sein persönlicher Fall in der Gruppe ernst genommen und angehört wird, und aus den geteilten Schicksalen und Erfahrungen der anwesenden Gruppenmitglieder kann er lernen, sich selbst realistisch einzuschätzen und zugleich andere Betroffene zu verstehen. Da auch der Tinnitus-Betroffene ein soziales Wesen ist – oder wieder dazu zurückfinden möchte – wird die Gruppe auch seine Lebendigkeit zu stimulieren vermögen.

An dieser Stelle möchten wir einen wichtigen Punkt erwähnen: Es kommt vor, daß Betroffene in der Beziehung zum Leiter oder zur Leiterin der Selbsthilfegruppe unwillkürlich das Bestreben entwickeln, zu regredieren, d. h. sich passiv unterordnend und kindlich zu verhalten. Sie wollen Betroffene sein und bleiben, wie sie es waren. Der Leiter der Selbsthilfegruppe soll die Verantwortung übernehmen und alles für sie machen. Solche Autoritätsprobleme können aufgefangen werden, wenn die Gruppe aus Gleichberechtigten und gleich Verpflichteten besteht. Eine erwachsene Gruppe erhöht das Gleichwertigkeitsgefühl, so daß in einem geschützten, aber tragfähigen Rahmen wichtige Prozesse zur Tinnitus-Bewältigung möglich werden. Der Gruppenleiter als Person, sei er selbst betroffen oder nicht, soll sich bewußt sein, daß er das, was er in seiner Gruppe an Menschenkenntnis, Lebensverständnis und Überlebensstrategien erfährt, als Kapital in seinen ganzen Lebensbereich mit einbringen kann. Die Bereicherung, die man durch die Leitung einer Selbsthilfegruppe und durch das Studium seiner selbst erwirbt, ist unbezahlbar. Die Aufgabe erfordert aber viel psychologisches Geschick. Der Leiter oder die Leiterin muß in der Lage sein, durch Kenntnisse in Gruppenführung und Gruppendynamik (gegebenenfalls auch mit psychologischer Fachberatung) die Gruppenmitglieder zu führen und zu verstehen. Wie die Erfahrung gezeigt hat, ist diese Aufgabe besser zu lösen, wenn ein kleines Team statt einer Einzelperson die Gruppe leitet. Ein Leitungsteam entlastet sich gegenseitig und bereichert sich mit Ideen und durch den Austausch von Erfahrungen.

Anhang
Einfacher medizinischer Tinnitus-Fragebogen

- Gibt/gab es in Ihrer Familie Personen, die Ohrprobleme haben bzw. hatten?
- Waren Sie beruflich/militärdienstlich/mit einem Hobby stärkerem Lärm ausgesetzt?
- Hatten Sie einen Schädelunfall/ein Schleudertrauma?
- Hatten Sie Mittelohrentzündungen/Ohroperationen?
- Haben Sie ohrschädigende Medikamente genommen? Welche Medikamente nehmen Sie jetzt?
- Wann hat Ihr Ohrgeräusch begonnen und wie? Plötzlich oder allmählich?
- Wo ist das Geräusch lokalisiert? Im linken/rechten Ohr? Beidseitig? Eher im Kopf?
- Wie klingt es? (Nennen Sie ein vergleichbares Geräusch!)
- Ist es dauernd oder nur zeitweise vorhanden? Wie viele Stunden pro 24 Stunden hören Sie Ihr Geräusch?
- Wechselt die Intensität/der Charakter des Geräuschs? Ist es rhythmisch?
- Kann das Geräusch (die Geräusche) durch Musik oder Lärm von außen übertönt (verdeckt) werden?
- Läßt sich Ihr Geräusch beeinflussen? Durch Kopf- oder Kieferbewegungen? Durch körperliche Anstrengung? Durch Alkohol? Durch Lärm?
- Können Sie wegen Ihres Geräuschs schlecht einschlafen? Können Sie durchschlafen?
- Sind Sie stark lärmempfindlich geworden? Nennen Sie Beispiele von Geräuschen, die für Sie unerträglich geworden sind!
- Leiden Sie unter Schwindel?
- Hören Sie schlechter? Einseitig? Beidseitig? Haben Sie ein Hörgerät?
- Haben Sie Nacken-/Rückenprobleme? Probleme im Kauapparat?
- Wie wirkt sich der Tinnitus aus? Im Beruf? Sozial? Auf Ihre Stimmung?
- Was wäre alles anders, wenn Sie keinen Tinnitus hätten?

Häufige Fragen von Tinnitus-Betroffenen

- **Was ist Tinnitus?**
  Tinnitus ist die medizinische Bezeichnung für Ohr- oder Kopfgeräusche, welche keinem von außen kommenden Geräusch entsprechen.
- **Wie häufig ist Tinnitus?**
  Tinnitus ist häufig. 15% der Erwachsenen haben oder hatten zeitweise Tinnitus, etwa 8% sind dadurch beeinträchtigt, und etwa 1–2% leiden schwer.
- **Welches ist die Ursache von Tinnitus?**
  In den meisten Fällen wird Tinnitus durch einen Innenohrschaden verursacht. Dabei kann ein kleiner Schaden durchaus einen schweren, ein großer Innenohrschaden einen leichten Tinnitus auslösen.
- **Macht Tinnitus schwerhörig?**
  Tinnitus macht nicht schwerhörig. Er ist aber oft die Folge einer Schwerhörigkeit.
- **Warum schwankt mein Tinnitus so stark?**
  Ein in Intensität und Klangcharakter häufig schwankender Tinnitus ist schwerer zu ertragen als ein gleichbleibendes Geräusch oder ein gleichbleibender Ton. Wodurch diese Schwankungen ausgelöst werden, kann heute noch nicht definiert werden. Es muß sich um Instabilitäten im Innenohr oder im zentralen Tinnitus-Programm handeln. Solche Schwankungen haben keinen Einfluß auf den weiteren Verlauf. Sie sind kein schlechtes prognostisches Zeichen.
- **Gibt es eine Behandlung, die Tinnitus heilen kann?**
  Es gibt keine medikamentöse oder nichtmedikamentöse Methode, welche Tinnitus rasch und mit genügend gesicherter Wirkung heilen kann. Hingegen bieten individuell angepaßte Rehabilitationsprogramme (die allerdings viele Monate bis 1–2 Jahre benötigen) eine gute Chance für eine dauerhafte Besserung des Tinnitus und seiner Auswirkungen.
- **Hätte sich mein Tinnitus heilen lassen, wenn ich frühzeitig ärztliche Hilfe aufgesucht hätte?**
  Wahrscheinlich nicht. Genauere Erklärungen zu dieser Frage finden Sie im Kapitel über Früh- und Spätbehandlung von Tinnitus.

- **Wird Tinnitus immer schlimmer?**
  Man kann jedem Tinnitus-Betroffenen versprechen, daß wiederholte tinnitometrische Messungen keine Zunahme der Tinnituslautheit ergeben werden, unabhängig davon, was der Betroffene empfindet. In diesem Sinn wird auch Ihr Tinnitus nicht zunehmen. Wie stark Sie in Zukunft unter Ihrem Tinnitus leiden werden, bleibt allerdings offen. Aber auch bei einer scheinbaren Zunahme sinken die Chancen für ein Rehabilitationsprogramm nicht. Sie brauchen deshalb vor der weiteren Entwicklung keine Angst zu haben.

- **Ist Tinnitus ein Hinweis auf einen Gehirntumor?**
  Nur in sehr seltenen Fällen verursacht eine gutartige Geschwulst des Hör- oder Gleichgewichtsnerven Tinnitus. Die Befürchtung ist deshalb in den meisten Fällen unbegründet und darf nach der ärztlichen Tinnitus-Abklärung ruhig vergessen werden.

- **Was kann ich tun, damit mein Tinnitus nicht stärker wird?**
  Es gibt keine vorbeugenden Diäten oder Medikamente. Leben Sie vernünftig und maßvoll, tun Sie alles, von dem Sie spüren, daß es Ihnen guttut.

- **Können alternativ-medizinische Methoden bei Tinnitus helfen?**
  Direkt gegen Tinnitus gerichtet, erwiesen sich solche Methoden als wirkungslos. Es kann jedoch sein, daß solche Methoden Ihr Befinden auf anderen Gebieten verbessern. Es fällt Ihnen dann auch leichter, Ihre Tinnitus-Probleme zu verarbeiten.

- **Wo finde ich Hilfe?**
  Wenden Sie sich an Ihren Hausarzt, an einen Ohrenarzt oder an die Tinnitus-Ligen, deren Adressen Sie im letzten Anhang aufgeführt finden. Wichtig ist in erster Linie, daß Sie sich gründlich informieren. Das Buch, das Sie in den Händen halten, informiert Sie ausführlich. Es kann aber nicht Auskunft geben, wer an Ihrem Wohnort ein Rehabilitationsprogramm durchführt, wie wir es geschildert haben. Die Mitgliedschaft bei einer Tinnitus-Liga und in einer Selbsthilfegruppe kann Ihnen hier weiterhelfen.

Check-Liste für Tinnitus-Betroffene

Kreuzen Sie an, was bei Ihnen schon zu Ihrer Zufriedenheit erledigt wurde:
- ○ Eingehende Befragung mit oder ohne Fragebogen
- ○ Untersuchung des Ohrs und der Ohrumgebung
- ○ Hörprüfung (Audiogramm) mit Tinnitus-Messung (Tinnitometrie)
- ○ Abklärung von Zusatzproblemen wie Schwerhörigkeit, Lärmempfindlichkeit, Schwindel
- ○ Eingehende Aufklärung über Tinnitus und dessen Folgen
- ○ Beratung in bezug auf Behandlungsmöglichkeiten
- ○ Beratung in bezug auf mögliche Zusatztherapien
- ○ Planung der weiteren Betreuung

Glossar

Aggravation: Bewußte oder unbewußte Übertreibung von Beschwerden.

Aktionspotentiale: Elektrische Nervensignale, dem Alles- oder Nichts-Prinzip gehorchend. Sie enthalten also die Information in digitaler und nicht in analoger Form.

Alternativmedizin (Komplementärmedizin): Außerhalb der klassischen Schulmedizin liegende Diagnose- und Heilmethoden mit fließendem Übergang zur Naturmedizin.

Altersschwerhörigkeit: Als normal betrachtete langsame altersbedingte Abnahme des Hörvermögens, Ausmaß individuell stark variierend, nicht abhängig von Arteriosklerose.

Akustikus-Neurinom: Siehe Schwannom des Hörnerven.

Anämie: Blutarmut.

Anamnese: Befragung eines Patienten zu früheren und zu den jetzigen Beschwerden.

Antidepressiva: Mittel, welche den bei Depressiven gestörten Hirnstoffwechsel korrigieren. Im Gegensatz zu den Psychopharmaka machen sie nicht abhängig.

Audiogramm (Reintonaudiogramm): Messung der Hörschwelle und des Dynamikbereichs mit reinen Tönen.

Bewußtsein: Oberfläche des seelischen Apparates, empfängt gleichzeitig Informationen aus der Außenwelt und solche, die von innen kommen (Gefühle, Gedächtnis).

Bruxismus: Nächtliches Zähneknirschen.

Byte: Maß für Datenmengen (Informationen); 1 Byte = 8 Bit.

Chemotherapie: Zellteilungshemmende Mittel zur Behandlung (meist bösartiger) Geschwulste.

Cochlea: Hörschnecke, Sitz des Corti-Organs, erste Verarbeitung der akustischen Information.

Codierung: Umwandlung der meist analogen Sinnesreize in die (digitale) Information von Nervenaktionspotentialen.

Corti-Organ: Eigentliches Hörorgan, bestehend aus den spiralig angeordneten Reihen der inneren und äußeren Haarzellen sowie den dazugehörigen ableitenden (afferenten) und vom Gehirn kommenden (efferenten) Nervenfasern. Nur die 3000 inneren Haarzellen dienen der Schallempfindung, die viel zahlreicheren äußeren Haarzellen sind Schallverstärker.

Dekompensation (dekompensierter Tinnitus): Der Tinnitus beherrscht weite Bereiche der Lebensführung und schränkt sie so ein, daß ein normales Leben nicht mehr möglich ist.

Depression: Zustand der Niedergeschlagenheit mit Hilflosigkeitsgefühl, Einengung des Denkens, meist auch mit Antriebsmangel, oft auch begleitet von körperlichen Symptomen. Eine Depression kann von innen kommen oder sie wird durch äußere Lebensumstände (z. B. Tod einer Bezugsperson) ausgelöst.

Dezibel (dB): Audiologisches Maß der Schallintensität (genauer: logarithmisches Verhältnismaß zwischen Bezugsschalldruck und Prüfschalldruck).

Direktive Therapiemethoden: Der Patient folgt den Anweisungen des Therapeuten.

Dynamikbereich: Spanne zwischen Hörschwelle und Unbehaglichkeitsschwelle für eine bestimmte Frequenz. Ein eingeschränkter Dynamikbereich bedeutet, daß laute Töne lauter empfunden werden als bei einem gesunden Ohr. Dies ist meist ein Hinweis auf einen Innenohrschaden im entsprechenden Frequenzbereich.

Frequenz
Anzahl Schwingungen pro Zeiteinheit (meist pro Sekunde). Maß für die Tonhöhe.

Frequenzanalyse (Fourier-Analyse): Aufsplitterung der auftreffenden Schallsummenkurve auf die einzelnen Frequenzkomponenten.

Ganzheitlich: Medizinische Betrachtungsweise, welche eine Krankheit oder eine Behinderung nicht bloß als eine Organstörung wertet, sondern auch die psychischen und sozialen Aspekte miteinbezieht.

Geräusch: Tongemisch im Gegensatz zu reinen Tönen.

Geräuschgenerator: Gerät, das wie ein Hörapparat aussieht und «weißes» Rauschen von steuerbarer Intensität gegen das Ohr abgibt.

Glomustumor: Gefäßreiche, gutartige Geschwulst in Ohrnähe, verursacht einen pulssynchronen fauchenden Tinnitus, welcher meistens von außen mithörbar ist.

Hämangiom: Aus Blutgefäßen bestehende Geschwulst (Tumor).

Hertz (Hz): Physikalische Einheit der Frequenz, Anzahl der Schwingungen pro Sekunde.

Hörbahn: Die an den Hörnerven anschließenden Gehirnbahnen und -zentren bis zur Hörrinde.

Hörfeld: Für das Hören nutzbarer Frequenz- und Intensitätsbereich; das Hörfeld wird begrenzt von der Hörschwelle, der Unbehaglichkeitsschwelle und seitlich von der unteren (Übergang zur Vibrationsempfindung) und der oberen Hörgrenze (Ultraschall).

Hörschwelle: In Dezibel (dB) angegebene Schallintensität, bei welcher Töne oder Schmalbandgeräusche gerade eben wahrgenommen werden.

Hörsturz: Plötzlich, meist ohne erkennbare Ursache und einseitig auftretende Innenohrschwerhörigkeit, kommt in jedem Lebensalter vor. Als mögliche Ursachen werden Viruserkrankungen oder Zirkulationsstörungen (vorübergehender Blutdruckabfall) diskutiert.

Hörsystem: Gesamtheit aller anatomischen Strukturen vom äußeren Ohr bis zur Hörrinde, welche am Hörvorgang beteiligt sind.

Hyperakusis: Abnorme Lärmempfindlichkeit bis zur krankhaften Lärmscheu.

Hypnose: Tief entspannter Zustand der höchsten Empfänglichkeit für die Vermittlung von Gedanken und Erkenntnissen.

Hz: Siehe Hertz.

Innenohr: Siehe Cochlea und Corti-Organ.

Integrative Therapiemethoden: Die Therapie versucht, körperliche und psychische Gegebenheiten (auch Behinderungen!) zu einem sinnvollen Ganzen zusammenzufassen.

Intervallbehandlung mit Schlafmitteln: Nicht regelmäßige, sondern vom Bedarf gesteuerte Einnahme eines Schlafmittels zur Vermeidung der Abhängigkeitsentwicklung.

Knall: Impulsartiges Schallereignis von weniger als 1,5 ms Dauer.

Knalltrauma: Akuter Innenohrschaden durch ein Knall- oder Explosionsereignis.

Kognitive Therapie: Bewußte Änderung der Einstellung zum Tinnitus oder seiner Bewertung.

Komplementärmedizin: Siehe Alternativmedizin.

Komplexer Tinnitus: Siehe Dekompensation.

Körpergeräusche: Normale oder krankhafte, im Körper entstehende, objektiv nachweisbare Geräusche, welche als Tinnitus wahrgenommen werden (objektiver Tinnitus).

Lärm: Subjektiv als störend empfundene Geräusche, im medizinischen Sinn jeder laute Schall (auch laute Musik kann das Innenohr schädigen).

Lärmschwerhörigkeit: Innenohrschädigung durch sehr lange Lärmeinwirkung.

Lärmempfindlichkeit: Von der normalen Lärmempfindlichkeit (je nach Situation können auch recht leise Geräusche stören) unterscheidet man die abnorme Lärmempfindlichkeit, bei der lauter Lärm lauter wahrgenommen wird als bei gesunden Ohren. Bei Tinnitus-Patienten oft fließender Übergang zu einer krankhaften Lärmscheu, die nicht mehr durch Veränderungen im Hörsystem erklärt werden kann.

Lautheit: Subjektive Empfindung der Schallstärke.

Lautstärke: Objektive Schallintensität.

Limbisches System: Teil des Zwischenhirns und subkortikaler Kerne, verantwortlich für Emotionen.

Maskierung: Verdeckung des Tinnitus durch von außen angebotene Töne und Geräusche.

Menièresche Krankheit: Innenohrerkrankung unbekannter Ursache mit anfallsweisem Drehschwindel, Tinnitus und Schwerhörigkeit.

Nervenschwerhörigkeit: Siehe Schallempfindungsschwerhörigkeit.

Ohrgeräusche: Siehe Tinnitus.

Otoakustische Emissionen: Spontan oder auf akustische Reize vom Innenohr gegen außen abgestrahlter Schall.

Otosklerose: Vererbte Erkrankung des Knochens um das Innenohr, verursacht eine zunehmende Schalleitungsschwerhörigkeit durch Fixation des Steigbügels, oft mit Tinnitus. Die Schalleitungsstörung kann operativ behoben werden, der Tinnitus bleibt aber oft trotz Operation bestehen.

Parameter: Meßbare variable Eigenschaften eines Ganzen, z. B. eines Schallreizes.

Peripher: Im Hörsystem: im Ohr, aber nicht im Gehirn befindlich oder sich dort abspielend.

Phantomschmerz: Nervenschmerz, welcher nach Nervendurchtrennung vom Gehirn in nicht mehr existierenden Körperteilen lokalisiert wird.

Plazebo: Suggestivwirkung eines Scheinpräparates.

Polyzythämie: Krankheit, bei welcher zu viele rote Blutkörperchen im Blut zirkulieren.

Psychoakustik: Messung von subjektiven akustischen Eindrücken wie Hörschwelle, Unbehaglichkeitsschwelle oder Tinnitus-Lautheit. Die Meßwerte beruhen auf der Angabe des Probanden und sind deshalb nicht objektiv überprüfbar.

Psychometrie: Auf Fragebogen beruhende Methoden, um psychische Faktoren wie das subjektive Befinden oder die Stimmungslage etc. meßbar zu erfassen. Nur psychometrische Methoden erlauben korrekte Vergleiche und eine korrekte Behandlung eines Verlaufs psychischer Vorgänge.

Psychosomatik: Lehre der Zusammenhänge zwischen körperlichen Krankheiten bzw. Beschwerden und psychischen und sozialen (gesellschaftlichen) Vorgängen. Da alle körperlichen Veränderungen psychosomatische Aspekte aufweisen, kann man die Krankheiten nicht in psychosomatische und nichtpsychosomatische unterteilen!

Pulssynchron: Im Rhythmus des Pulsschlags sich wiederholend.

Schleudertrauma: Traumatisierung der Halswirbelsäule und des dazugehörigen muskulären und Bandapparates durch abrupte passive Kopfbewegung nach hinten oder nach vorne, am häufigsten durch einen Auffahrunfall.

Schmalbandgeräusch: Geräusch, welches nicht alle Frequenzen gleichmäßig enthält wie ein weißes Rauschen, sondern nur einen beschränkten Frequenzbereich um eine bestimmte Zentralfrequenz.

Schwannom des Hörnerven: Gutartige, sehr langsam wachsende Geschwulst des Hör- oder Gleichgewichtsnerven im inneren Gehörgang oder im Kleinhirnbrückenwinkel, kann in seltenen Fällen als erstes Symptom einen Tinnitus verursachen.

Simulation: Bewußtes Vortäuschen einer Krankheit oder einer Behinderung.

Subkortikal: Gehirnteile betreffend, die unterhalb der Hirnrinde liegen; unbewußt.

Suggestion: Beeinflussung eines Menschen.

Symptom: Krankheitszeichen.

Syndrom: Eine Anzahl von Symptomen, welche zusammen eine Krankheit oder einen krankhaften Zustand definieren.

Tinnitometrie: Psychoakustische Messung der Tinnitus-Lautheit und des Tinnitus-Frequenzbereichs.

Tinnitus-Lautheit: Psychoakustisch im Vergleich zu definierten Tönen oder Geräuschen gemessene Lautheitsempfindung des Tinnitus; angegeben in dB SL = Anzahl dB über der Hörschwelle für den Vergleichston bzw. das Vergleichsgeräusch. Die Angabe in dB HL = Anzahl dB über der audiometrischen Null-Linie wird oft als Tinnitus-Intensität bezeichnet, sie entspricht nicht dem subjektiven Lautheitseindruck.

Tinnitus, objektiver: Siehe Körpergeräusche.

Tumor: Gutartige oder bösartige Geschwulst.

Unbehaglichkeitsschwelle: Begrenzung des Hörfelds gegen zu laute Schallintensitäten; oberhalb der Unbehaglichkeitsschwelle werden Töne oder Geräusche unangenehm laut, und die Sprache verliert an Verständlichkeit.

Wahrnehmung: Bewußte Wahrnehmung von Sinneseindrücken in ihrem sinngemäßen Zusammenhang (Perzeption) im Gegensatz zur alleinigen Registrierung einzelner abstrakter Sinnesreize (Sensation).

Weißes Rauschen: Ein Geräusch, welches alle Frequenzen des hörbaren Bereichs gleichmäßig enthält (vergleiche auch: Schmalbandgeräusch).

Zentral: Im Gehirn befindlich oder sich im Gehirn abspielend.

Zervikalsyndrom: Störung im Bewegungsapparat von Kopf und Hals, welche Schmerzen, aber auch nichtschmerzhafte Mißempfindungen auslösen kann. Als Ursache sind Verspannungszustände häufiger als knöcherne Halswirbelveränderungen.

Wichtige Adressen

Deutsche Tinnitus-Liga e.V. (DTL)
Gemeinnützige Selbsthilfeorganisation
Postfach 349
Am Lohsiepen 18
D-42353 Wuppertal
Tel. (02 02) 24 65 20
Fax (02 02) 4 67 09 32

Österreichischer Schwerhörigenbund
Referat Tinnitus
Radegundstraße 10
A-8045 Graz
Tel. (03 16) 67 13 27
Fax (03 16) 68 10 93

Schweizerische Tinnitus-Liga (STL)
Sekretariat
Meiengartenstrasse 2
CH-8645 Jona
Tel. (0 55) 2 10 42 79

Dank

Die im vorliegenden Buch enthaltenen Gedanken und Strategien entsprechen einer eigenständigen Weiterentwicklung der von Pawell Jastreboff propagierten neurophysiologischen Tinnitus-Theorie und den von Ross Coles und Jonathan Hazell erfolgreich aufgebauten Retraining-Programmen. Dank gebührt aber auch vielen anderen Autoren, deren Anregungen in das Buch eingeflossen sind. Ganz besonders danken die Autoren Herrn Diplom-Psychologen Willy Hemmeler für die Durchsicht des Manuskripts und die Beratung in bezug auf die psychologischen Aspekte. Die Herausgabe des Buches wurde in dankenswerter Weise unterstützt durch namhafte finanzielle Beiträge von folgenden Firmen:

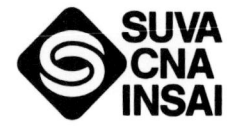

SUVA CNA INSAI   Fluhmattstrasse 1, CH-6002 Luzern

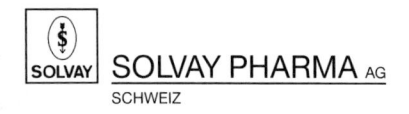

SOLVAY PHARMA AG SCHWEIZ   Untermattweg 8, CH-3027 Bern

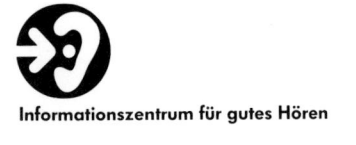

Informationszentrum für gutes Hören   Lavaterstrasse 57, CH-8002 Zürich

Die Autoren

Bernhard Kellerhals, Prof. Dr. med., Chefarzt an der Universitäts-HNO-Klinik Bern, Verfasser vieler Arbeiten auf dem Gebiet der Innenohrforschung, beschäftigt sich seit Jahren intensiv mit den wissenschaftlichen Grundlagen, den Behandlungsmöglichkeiten und den versicherungsrechtlichen Fragen des Tinnitus. Vorstandsmitglied der Schweiz. Tinnitus-Liga (STL).

Regula Zogg, Präsidentin der Schweiz. Tinnitus-Liga (STL), weitgefächerte Ausbildung in den verschiedensten ganzheitlichen Körpertherapien, langjährige praktische therapeutische und publizistische Tätigkeit zugunsten der Tinnitus-Betroffenen.